人在高原

进藏人员保健手册

李 峰　马 捷◎主编

U0199863

北京科学技术出版社

图书在版编目（CIP）数据

人在高原：进藏人员保健手册/李峰，马捷主编 . —北京：北京科学技术出版社，2017.6

ISBN 978 –7 –5304 –8919 –2

Ⅰ.①人… Ⅱ.①李…②马… Ⅲ.①高山病 – 防治 – 手册 Ⅳ.①R594.3 –62

中国版本图书馆 CIP 数据核字（2017）第 040782 号

人在高原：进藏人员保健手册

主 编：李 峰 马 捷
责任编辑：赵 晶 白世敬
责任校对：贾 荣
责任印制：李 茗
出 版 人：曾庆宇
出版发行：北京科学技术出版社
社 址：北京西直门南大街 16 号
邮政编码：100035
电话传真：0086 –10 –66135495（总编室）
　　　　　0086 –10 –66113227（发行部）
　　　　　0086 –10 –66161952（发行部传真）
电子信箱：bjkj@ bjkjpress. com
网 址：www. bkydw. cn
经 销：新华书店
印 刷：三河国新印装有限公司
开 本：850mm ×1168mm 1/32
字 数：115 千字
印 张：6.75
版 次：2017 年 6 月第 1 版
印 次：2017 年 6 月第 1 次印刷
ISBN 978 –7 –5304 –8919 –2/R · 2259

定 价：**25.00 元**

编　委

主　编：李　峰　马　捷

副主编：张　煜　张丽君　仁青加　毛　萌

编　委：（以姓氏笔画为序）

　　　　马　捷　毛　萌　仁青加　刘　梦

　　　　李　峰　李芷悦　李傅尧　张　煜

　　　　张　蔚　张丽君　林炳岐

前　言

　　作为世界屋脊，青藏高原是许多人向往的地方。每年有几十万旅游者从世界各地奔赴神秘的藏区，更有许多人生活、工作在那里。每当人们提到高原，伴随着对圣地的憧憬，人们为自身健康能否适应高原而担忧，对高原疾病也有着深深的恐惧。本人自2010年8月至2011年7月接受援藏任务，在西藏拉萨藏医学院藏医系挂职。期间亲历了走上高原之前的担忧和准备、初上高原的反应和应对长期高原生活的健康问题以及走下高原的调理的过程。同时，作为医生，对许多短期走上高原的和长期生活在高原的朋友和患者的多种不同的健康问题进行了调理。在这些过程中我深深地体会到，如果那些走上和生活在高原的人们能更好地了解一些高原健康相关的知识，包括现代科学研究证实的一些高原病的处理和防护知识，以及高原各民族长期积累起来的预防保健知识和经验，并做一些准备或正确应对的话，在高原的健康会得到更好的保障，许多问题也会被避免或弱化。出于这种想法，我们长期从事特种医学医疗保健研究的团队经过再次系统研究，整理了这本书。

本书文字力求通俗易懂，但又体现较高的科学性、系统性与普适性，以便于入藏人员学习与应用。全书主要内容包括初上高原、健康高原、安住高原、回眸高原四个部分。初上高原主要介绍高原反应的概念、产生的原理、如何诊断、中/西/藏医学对其认识和进藏前的准备。健康高原主要介绍高原健康问题的防治方法。安住高原主要介绍特殊疾病的预防方法及高原生活的养生保健。回眸高原主要介绍离开高原后的身体调整。

此外，衷心感谢北京中医药大学高级访问学者（原《光明日报》总编）敬天林基于健康中国和中华文明及优秀传统文化对本书的创作视角、内容给予的精心指导、审阅。本书编写过程中，承蒙藏医学院和西藏的许多专家朋友的关心支持，马捷老师等团队成员的通力协作，编辑赵晶、白世敬等认真策划和指导，以及精心组织和运作，在此一并感谢。感谢国家社科基金特别委托项目"中医药与中华文明"和北京市中医药科技项目"藏香治疗失眠症的应用研究"对于本书创作的支持。

由于时间仓促，编写者水平有限，错误缺点难免，恳请专家和读者批评指正，以便今后修改补充。

李　峰

2017 年 5 月

目 录

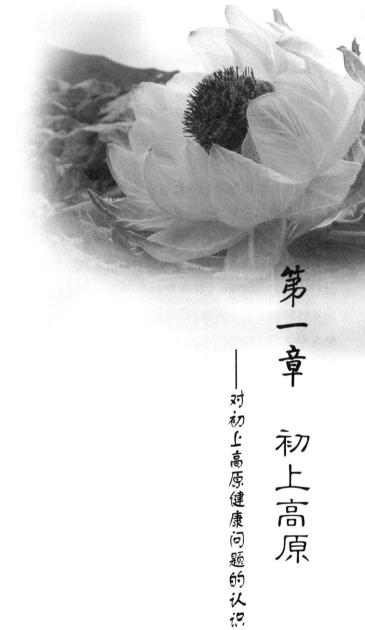

第一章 初上高原

——对初上高原健康问题的认识

导 言

高原给很多人的印象是神秘莫测的，大家对高原有一种向往和憧憬。与平原相比较，高原特殊的高海拔环境，造就了一个和我们熟知的生活环境完全不同的气候景象。所以，内陆的人们初上高原，由于对环境的不适应，会出现很多的健康问题，影响生活与工作，这就需要我们在走进高原前做好充分的物资与心理准备。而本章将对常见的高原健康问题进行介绍，比如什么是高原反应？它是如何产生的？以及高原反中又包括哪些疾病，对于初上高原的人们应该如何去准备等等，在这些问题解答的同时使大家能更加清晰地去"备战高原"。

第一节 什么是高原反应

一、高原反应的概念

随着对高原地区资源的大规模开发，以及援藏与国防驻兵的需要，更多的人要进入高海拔地区进行工作和生活，然而这一人群被一种高原独有的疾病所困扰，它就是"高原反应"。当一个人进入海拔3000米以上的高原时，海拔高、空气稀薄、大气压低、氧气缺乏等自然环境和地理条件，会使其对高原环境耐受性降低，以致身体适应能力不足，引起一系列症状和机体代谢变化，现代高原医学将这种现象称为高原病，而"高原反应"则是高原病中最常见的一种疾病。

入藏人员在高原地区适应一段时间后会发生一系列的适应性变化，如急迫地呼吸（增加通气量，以使自己可以呼吸到更多的氧气）、心慌（加快心脏速率、加大心脏泵血能力，以使心脏搏出血量增加，改善缺氧状况）、脸红（增加红细胞和血红蛋白量，以增加携氧能力来保证机体的氧气供应）等，这些都是正常生理变化。然而，部分入藏人员的适应高原能力较差，对氧分压低的空气比较敏感，会出现一系列症状和功能代谢变化的高原适应不全症，即高原反应。

那么，现代医学是如何定义"高原反应"的呢？高原反应是指到达一定海拔高度后（一般指海拔高度在2700米以上），身体不适应空气干燥、寒冷、紫外线强烈等环境，加上高海拔地区气压低、含氧量少的状况，而引发的一系列症状和功能代谢变化的高原适应不全症。其主要表现为：头痛、头昏、失眠、乏力、耳鸣，甚或出现恶心、呕吐、胸闷、呼吸困难等症状。高原反应一般仅表现为生理功能的改变，很少引起脏器的器质性改变。

二、高原反应的分类

依据国际标准，高原反应可分成急性高原反应、高原肺水肿、高原脑水肿、高原视网膜出血和慢性高山病。对于入藏人员来说，发病常常是混合性，且难以分清具体何病，但在发病的某个阶段中以一种表现比较突出。

根据疾病的病情程度和病程，我国将高原反应分为急性、慢性两种。

（一）急性高原反应

急性高原反应（急性高原病 acute mountain sickness，AMS）是指由平原进入高原或由高原进入更高海拔地区时，在短期内（数小时至数日）发生的各种临床证候群，是高原地区常见病、多发病。在海拔 3000～5380 米地区，急性轻症高原病发病率为 21%～100%，海拔越高，发病率越高。根据国内报道，这也是急进高原部队非战斗减员的主要原因。

急性高原反应常见症状有头痛、头晕、记忆力减退、失眠、食欲缺乏、恶心呕吐、腹胀、疲劳、呼吸困难、胸闷、发绀、少尿、面部水肿等。急性高原反应多在 24 小时内发生，症状一般在 2 周内逐渐减轻或消失。急性高原反应可发展为高原肺水肿，进一步加重可发展到高原脑水肿，即所谓"急性高原反应三部曲"。若不及时治疗，不仅高原反应时间会延长，而且可能因继发高原肺水肿、高原脑水肿而危及生命。极少数人的急性高原反应症状可持续 3 个月以上，而后转为慢性高原反应。

（二）慢性高原反应

慢性高原反应（慢性高原病 chronic mountain

sickness，CMS）是指失去了对高海拔环境的适应而产生慢性肺源性心脏病并伴有神经系统症状的疾病。常见症状有口唇及手指甲呈青紫色、心慌、呼吸急促，甚至呼吸困难等。

慢性高原反应患者，多数是由急性高原反应症状持续不消失而演变来的，少数为隐匿起病，进入高原后4个月以上发病，体征可见某些器官或系统的轻度异常，如低血压、脉压差缩小、心肌缺氧等，经1个月的治疗，78％的患者可治愈，其余患者可出现某些器官或系统的功能性损害，而演变成慢性高原反应其他型。

不管是急性高原反应还是慢性高原反应，二者均属功能性病变，一般不影响工作和生活。因此，二者都不会留下后遗症。

第二节　高原反应是如何产生的

一、病因病机

高原反应最大的诱因就是"缺氧"。高原地区空气稀薄、氧分压较低，会影响机体气体交换、提高血氧浓度，造成供氧不足，产生缺氧。引起这一病机的原因较多，主要有以下几方面。

（一）环境因素

1. 海拔

藏医学者刘宇赤曾对西藏 3000 米、3700 米、3900 米和 4500 米以上四个不同地区的人群进行研究，发现其高原反应的发病率分别为 57％、64％、89％、100％。换句话说，海拔越高越容易诱发高原反应。

2. 辐射

高原的气候干燥，空气稀薄，洁净度高，这就导致大气对太阳辐射的吸收和漫射减弱，太阳辐射强度增强。研究人员发现，太阳辐射强度与海拔成正比。这种高辐射的环境，极易诱发皮肤疾病与眼科疾患。同时，高原电离辐射也很强。大气层对宇宙射线的吸收减少，电离辐射强，可直接或间接地作用于人体的组织或细胞，引起蛋白质分子变性、结构破坏等生物学效应。其次，积雪对太阳辐射热能的反射作用，使得太阳辐射更加强烈，而强烈持久的太阳辐射可损伤皮肤、眼结膜和角膜，引起雪盲、日射病、皮肤烧伤、光照性皮炎等。

3. 缺氧

在不同的高海拔地区，存在不同程度的低压性缺氧。据统计，海拔高度每增高 1000 米，空气中含氧量就减少 10%。海拔 3000 米地区的大气含氧量为海平面的 70%，在 5000 米高度时大气含氧量只有海平面的 57%。绝大部分入藏人员并不适应缺氧环境，发生了相应的病理生理变化。轻度缺氧时，神经系统的兴奋性增强，出现如情绪紧张、易激动、欣快感等症状，继而出现头痛、头晕、失眠、健忘、记忆力减退、思维及判断能力降低等症状。部分人群会发生慢性高山病，常出现心功能不全、肺循环异常、血压异常及红细胞容量和血红蛋白容量异常等相关的临床症状。高原人群在慢性低压性缺氧的适应过程中存在三种有效的适应形式：一是动脉性缺氧引起红细胞增生；二是动脉性缺氧伴随正常的血红蛋白含量；三是与海平面水平相当的血红蛋白含量及动脉血血氧饱和度。

4. 温度

高原地区气温寒冷，变化剧烈，昼夜温差显著。气温对人体的影响更重要的是其变化的剧烈程度。海拔每升高 150 米，气温平均降低 1℃。初入高原地区的人群，若机体不能做出相应调节，易导致疾病发生或使病情加重。

5. 湿度

高原气候多变，空气稀薄，大气压低，降水量少，湿度仅为 45％，并有"一年四季不分，一日四季分明"之说。由于高原地区气候变化剧烈，加之温室效应的影响，空气中的湿度随海拔高度增加呈递减趋势，这使得人体更易脱水，甚至诱发血栓、贫血、记忆力减退、智力减退等。

6. 气压

海拔在 3000 米以上的高空、高山、高原地区，一般是低气压环境（气压 <530mmHg，氧分压 <110mmHg）。据统计，海拔每升高 100 米，大气压就下降 5mmHg，氧分压下降 1.1mmHg，从而导致高原地区人员的氧气缺乏。另外，海拔越高，沸点越低，致使水与食物难以煮熟，导致消化道疾病的产生，如腹痛、腹胀、腹泻等。

7. 运输方式

入藏人员进入高原的速度也与高原反应的发生率有关系，且呈正相关性。在 20 世纪 80 年代，崔树珍发现以空运方式进入高原的人员，急性高原反应（轻症急性高原病）的发生率为 48.45％。牛文忠同样发现，利用铁路运输方式的人员发生高原反应的概率小于空运方式，且空运方式的人群多伴有急性上呼吸道病毒感染。

（二）个体因素

1. 习服

习服是人体为适应环境而在生理上产生的一种可逆的非遗传性的改变。健康的平原人群进入高原后，可以逐渐形成"获得性习服"，其属于不可遗传变异。习服时间的长短直接关系着高原反应程度的轻重，习服时间越长，高原反应就越轻。

2. 性别

男性的抗缺氧能力强于女性，其发生高原反应的概率小于女性，但机制尚不清楚。

3. 体重

国外研究证明，肥胖者更容易发生高原反应，尤其是睡眠期间，肥胖者更容易因缺氧而引发急性高原反应。

4. 心理

高原反应从某种程度上来说与心理因素有关，如对高原有恐惧心理、过度紧张、承受力差、缺乏思想准备的人，出现高原反应的概率较大。所以，保持良好心态，可减少高原反应的发生。

二、疾病反应

高原反应的主要表现是头痛、失眠、乏力，甚至恶心、呼吸困难，随着病情的进一步加重，严重影响着入藏人群的生活质量。若没有针对性的治疗，病情可随时间的推移，呈明显加重的趋势。高原反应还可导致其他疾病的产生，如高原心脏病、高原高血压、高原肺水肿等。

（一）神经系统疾病

1. 颅内高压综合征

高原缺氧性颅内高压综合征的出现，是由从低海拔地区急速进入高原地区，或在高原地区因剧烈运动、上呼吸道感染、寒冷等因素诱发。高原缺氧可导致人体血氧分压下降，若动脉血氧分压低于50mmHg，则可引起明显的脑血流量增加。严重的高原反应患者常有呼吸障碍、血二氧化碳分压增高，这又进一步引起脑血流量增加，成为颅内压增高的原因之一。此外，由于脑血流量增加，毛细血管充血，会导致毛细血管内压升高，再加上缺氧，可使毛细血管壁通透性增加，导致血浆甚至红细胞外渗，引起细胞间质水肿。

以上因素均可使脑体积增大，颅内压升高，患者常出现头痛、头昏、恶心、呕吐等一系列症状，病情进一步发展可发生昏迷、脑疝，甚至死亡。

2. 脑水肿

西藏林芝解放军 115 医院研究员唐励斌曾发现：高原地区海拔 3000 米以上，氧分压为 103mmHg，吸入空气中的氧分压为 94mmHg，为平原地区的 65％。这种环境下极易诱发脑水肿，常表现为头晕、头涨，甚至呕吐。脑水肿的发生主要是与人体的"钠泵"有关，细胞内、外离子如此分布是依靠"钠泵"作用来维持。"钠泵"不断地把钠离子从细胞内排出，而钾离子则从细胞外进入细胞内，以保持细胞内外离子的正常分布。"钠泵"需要的能量由消耗三磷酸腺苷供给，严重缺氧致脑细胞产生三磷酸腺苷不足，"钠泵"作用不能正常进行，钠离子在细胞内贮积。细胞内钠离子浓度比细胞外液高很多倍，而细胞外液的钾离子浓度则比细胞内高好几倍。为了维持电中性，氯离子就进入细胞内，与钠离子结合为氧化钠，使细胞内渗透压增加，细胞外液水分随之进入脑细胞，引起脑细胞水肿。

（二）血液系统疾病

在高原环境下，由于红细胞过度增生，全血容量增加，血液黏滞度增加，血流阻力增大，血流缓慢，入藏人员的血液特点常表现为浓、黏、聚。常见的"高原红"，即"红脸颊"，就是由血液的这些改变所引起的。此外，还会出现皮肤黏膜发绀、杵状指和反甲、肝脏肿大，并伴有一些心血管系统、呼吸系统及神经系统症状。

鼻出血

高原红细胞增多症和高原气候引起的鼻腔局部血管扩张皆可导致鼻出血。高原地区蔬菜水果相对较少，饮食中缺乏维生素 C 和维生素 K 等，可使血管通透性和血凝系统发生变化；高原气候的特殊变化造成血中雌激素含量减少，这些原因均可引起鼻出血。鼻出血患者以移居居民多见，这与移居居民体内红细胞增多，血液黏稠度增高，血流缓慢，血管内压力增高，致使血管扩张、血管收缩不良，血管脆性增大、易破裂有关。从鼻腔出血部位来看，以鼻中隔前下区血管破裂出血较为多见，也有后鼻道出血。出血严重者，可引起失血性贫血。

另外，鼻出血与高原气候有关，冬季、秋季、春季湿度相对低，只有 30％ 左右，因此鼻腔干燥，容易导致鼻出血。

（三）呼吸系统疾病

在高原，当外界的氧减少或机体的需氧量增加的时候，呼吸系统通过代偿与其他系统配合，可大大提高机体的摄氧能力。但超过了人体的适应限度后，则极易诱发呼吸系统疾病。

1. 低氧通气反应

当进入高原缺氧环境时，由于外界氧减少，刺激呼吸反射，引起移居高原者呼吸加深加快，从而使动脉血氧分压也相应增加。然而高原世居者存在高原低氧通气钝化现象（低氧通气反应降低），虽然藏族人对获得性钝化有一定的抵抗力，但也存在部分低氧通气钝化现象。

2. 肺动脉高压

急性缺氧引起肺血管收缩，肺动脉压增高，缺氧解除后肺动脉压迅速恢复正常。慢性缺氧则可使肺动脉压长期维持于高水平，称为缺氧性肺动脉高压。缺氧性肺动脉高压随海拔增高而增高。

3. 呼吸性碱中毒

在缺氧的环境中，人们会利用加快、加深呼吸来改善缺氧状况，这样就使二氧化碳呼出量增加，导致呼吸性碱中毒。呼吸性碱中毒不仅使脑血管收缩，还可因此造成意识丧失，引发高原脑水肿。

（四）循环系统

在高原环境下循环系统的反应包括两个部分：一是心脏功能的代偿，使心输出量发生变化；二是人体各部位的血管的调节，使血流重新分布以保证重要脏器的血液供应。

初入高原，心脏大小无明显变化，部分人仅表现为轻度肺动脉圆锥突出而无心室扩大。返回平原后，这些变化可逐渐恢复正常。急性中度缺氧者可见左、右心室功能增强；急性重度缺氧者左、右心室功能先增强后减弱；慢性缺氧者左心室功能不变或不定，而右心室功能增强。慢性缺氧对移居者和世居者的心脏大小均有一定影响。海拔越高，肺动脉圆锥突出和右心室肥大发生率越高。世居者心脏重量较移居者重。长期高原低氧可引起肺动脉高压、右心室肥大、室间隔增厚，严重者还可引起左心室肥大。

（五）消化系统

入藏人员在进入高原后的 20 天内，常常会出现饭量减少 8% ~10%，甚至体重明显下降。这些现象主要与高原缺氧影响人体食欲及对食物的消化吸收有关。进驻高原后，缺氧影响人体的神经 - 内分泌功能。肠活动受到抑制，食物从胃的排空速度减慢；消化液分泌减少，影响食物的消化吸收。另外，肝脏是对缺氧较敏感的器官之一，高原低氧环境下，肝脏充血肿大，长时间缺氧可使血清谷丙转氨酶、谷草转氨酶和乳酸脱氢酶等增高。快速进驻高原时，还会有胃肠胀气、便秘或腹泻、慢性胃炎等，也会影响进食量。

（六）其他系统疾病

1. 皮肤疾病

太阳辐射强、日照时间长是高原气候的另一特点。研究表明，海拔每升高 100 米，紫外线辐射量增加 3%～4%，与海拔高度呈正相关性。在海拔 3600 米的高度，宇宙电辐射、紫外线强度对皮肤的穿透力是海平面的 3 倍；海拔 5000 米处，紫外线辐射量为平原地区的 3～4 倍。资料显示，积雪将使人体遭受紫外线的双重辐射作用。基于气温低、气温年差较小而日差较大、常年积雪等特殊环境，这些射线的反射非常强烈。此外，青藏高原夏季臭氧低谷进一步增加了紫外线的辐射强度。

2. 白内障

紫外线对机体的损伤是环境医学问题之一。流行病学调查表明，紫外线照射强烈的赤道地区白内障的发病率高于高纬度地区，白内障的发病率明显随海拔高度的增加而增加。白内障的发生，虽然病因和机制尚不完全清楚，但紫外线照射导致自由基、活性氧对晶体的损伤是公认的环境因素。青藏高原是我国白内障高发区之一，发病率为 1.32%，在高原世居人群中发病率约为 30%，且年龄提早了 10 岁，其致盲率为全国之首。

3. 中耳炎

青藏高原气候干燥，影响着人呼吸道黏膜上皮纤毛活动。如果长时间吸入干燥空气，会导致咽、喉、气管干燥，这易于诱发中耳炎。中耳炎在急性期未治愈会导致慢性中耳炎的发生，表现为经常性流脓、鼓膜穿孔，引起听力下降，影响人们的正常工作。

4. 大骨节病

西藏土壤中硒的含量及其分布的特征与本病的发生密切相关，西藏某些地区土壤中硒的含量低于全国平均值。20 世纪 70 年代研究证实，西藏地区大骨节病、克山病患者都生活在低硒生态环境。土壤中硒的含量自东南向西北逐渐降低，与大骨节病、克山病病区分布走向一致。入藏人员硒营养受生态环境制约，尤其在经济落后、环境封闭地区，内外食物交流匮乏，硒的摄入量较低，极易诱发大骨节病。

（七）不宜上高原的人群

1. 老年人

一般来讲，随着年龄的增长，机体各脏器的功能也随之下降，对环境变化的适应能力也愈差。老年人的某些脏器可能已经存在潜在性的功能减退，也许在平原环境中一时还不会表现出来，但若到达高原，为适应高原的特殊环境，心、肺、肝、肾等重要脏器都要通过增加活动来满足机体的需用。因此，功能减退的脏器就可能发生明显的功能障碍，而不易适应高原环境。假如已有明显的疾患，重要脏器的功能已受到一定程度的损害，就更无法适应高原的特殊环境。

2. 婴幼儿

不满 3 岁的儿童，最好不要带进青藏高原。儿童对高原环境的适应能力差于成人。原因可能是由于小儿正处于生长发育时期，新陈代谢旺盛，为保证正常的生长发育，对氧的需求量会较大，而高原的低气压、低氧环境，使氧的供给不足。故小儿对于高原低氧环境的适应能力较差，易于发生高原病。

小儿高原病以高原性心脏病为主，且大多数是 1 岁以内发病，1 岁以后高原性心脏病的发病率骤然下降。随着年龄的增长，此病的发病率逐渐降低。据西藏自治区人民医院儿科病历统计，在高原性心脏病的小儿患者中，1 岁以内的小儿占 83.2％，而 3 岁至 12 岁的儿童仅占 2.44％。另外，在小儿急性高原反应患者中，也是年龄较小者患病率较高。

3. 某些疾病患者

在进入高原后，呼吸系统需要增加通气功能来保证机体从外界摄入足够的氧，以适应高原的低氧环境。上呼吸道感染患者在进入高原时，呼吸系统增加通气的功能将因炎症而受到明显的限制，从而严重地影响患者对高原低氧环境的适应能力，因此上呼吸道感染者易发生各种急性高原病。同时，上呼吸道感染所出现的发热等又增加了机体的耗氧量，这在进入高原初期亦同样不利于对高原低氧环境的适应。因此，上呼吸道感染的患者在痊愈之前最好不要急于进入高原地区。

第三节 怎么判断是否产生了高原反应，需要检测哪些指标

部分初次进入高原的人，在海拔 3000 米的高度时，24 小时内会出现头疼、头晕、眼花、耳鸣、全身乏力、行走困难、难以入睡等症状，严重者会出现

腹胀、食欲不振、恶心、呕吐、心慌、气短、胸闷、面色及口唇发绀或面部水肿等症状。出现这些症状，应在原高度处停留休息3～5天，或立即下降数百米高度，一般就可恢复正常。但若采取这些措施后，入藏人员仍产生高原反应，这时就需要自我判断，或借助诊断仪器进行相应的诊断。

一、症状体证

高原反应临床表现不尽相同，但其发作均以高原与低氧为前提。严重的高原反应对人体的伤害是比较大的。因此，在进入高原后，如果出现了下列症状，应考虑已经发生高原反应：

（1）头部剧烈疼痛、心慌、气短、胸闷、食欲不振、恶心、呕吐、口唇指甲呈青紫色。

（2）意识恍惚，认知能力骤降。主要表现为计算困难。在未进入高原之前可做一道简单的加法题，记录所用时间，在出现症状时，重复做同样的计算题，如果所用时间比原先延长，说明已经发生高原反应。

（3）出现幻觉，感到温暖，常常无目标地跟随在他人后面行走。

急性轻型高原病的症状按出现频率由高到低排列，依次为：头昏、头痛、心慌、气促、食欲减退、倦怠、乏力、恶心、呕吐、腹胀、腹泻、胸闷痛、失眠、眼花、嗜睡、眩晕、鼻衄、手足发麻、抽搐。

二、血液指标

（一）血红蛋白

血红蛋白的结构及功能表现已成为高原低氧适应研究的重要内容。急进高原初期血红蛋白增加的原因是血液浓缩的结果，而并非真正意义上的红细胞数目增加。血流动力发生代偿性变化时，机体调节机制不断建立，水、电解质等内环境趋向新的平衡，有效血容量及血红蛋白量增加，血红蛋白携氧能力提高使机体获得部分习服。随着时间的延长，机体对缺氧的耐受性增强，高原反应症状逐渐减轻或缓解。所以，人体在急进高原过程中，其血红蛋白含量的变化可作为筛选或评估发生急性高原反应可能程度的指标之一。

（二）低氧应激肽

国内有学者在高原反应易感者的血液中发现了与低氧应激相关的物质，并称之为低氧应激肽。低氧应激肽在高原易感人群的筛查中效果明显。低氧应激肽与目前国内外报道的高原病相关标志物均不相同，有本质差异。

（三）一氧化氮

一氧化氮（NO）是内皮毛细血管重要的舒张血管物质，在肺血管内皮中合成，其生成的氧化氮可以抵抗低氧的损害。一氧化氮可以介导调节多种生理功能，可以选择性作用于肺循环，能促使高原肺水肿的水肿液从水肿区向非水肿区转移，从而改善肺通气和血氧饱和度。另外，近年对高原肺水肿的深入研究还表明，高原肺水肿易感者的一氧化氮含量较低。由此可见，一氧化氮可能在高原肺水肿的发生机制中起着重要作用。

三、组织学指标

（一）热休克蛋白

热休克蛋白（HSP）是生物体在各种应激作用下产生的一种在结构上高度保守的特殊蛋白质。它可以增强细胞对损害的耐受程度，减轻细胞及组织在应激状态下的损伤程度，维持细胞的正常代谢功能，提高细胞的生存率，故它的诱导表达可视为一种对外界应激的保护性反应。邬堂春已证明大鼠在低氧、低压等应激下淋巴细胞 HSP70 明显增加。陈威巍发现，急进高原1天时，HSP70 明显升高，而3天时，机体逐渐适应高原，应激状况逐渐解除，HSP70 水平又逐渐下降，但仍然明显高于平原时水平。HSP70 水平的明显升高说明急进高原时低压、缺氧等因素已明显造成了热应激反应，机体出现明显的高原反应。

（二）低氧诱导因子-1

低氧诱导因子-1（HIF-1）是由低氧诱导细胞产生的一种转录因子，能激活许多缺氧反应性基因的表达。缺氧条件下，细胞核产生 HIF-1 与靶基因结合，促进该基因转录，引起一系列细胞对缺氧的反应，可促进红细胞生成、血管生成、调节血管舒缩等，以保持机体的氧稳态。因此，HIF-1 的表达量与机体低氧耐受能力存在着必然的联系。

四、功能学指标

（一）肺功能

进入高原地区，早期增加肺通气量，可适当缓解高原缺氧状态，由此减轻高原缺氧所带来的不适。研究人员利用肺功能、身高、体重等指标，建立了预测高原易感人群的数学模型，操作方法简单易行。

（二）肺容量

人类肺容量对高原环境的反应，多表现为肺活量（VC）减少或不变，补呼气容积（ERV）减少。这与呼吸氦氧混合气体后出现的反应不相同，提示这一指标可有效地用于高原反应人群的筛查。

（三）血流动力学

血氧饱和度、血压等指标在进入高原前后也会发生变化。周其全发现，右心指数、右室射血期以及右肺区域性血流量低的人群较易出现急性高原反应。尹昭云采用安静与运动时的心率差值与动脉二氧化碳分压差值的比值以及与动脉血氧饱和度差值的比值预测高原低氧耐受能力，取得了良好的效果。

五、基因研究

低氧的耐受存在体质差异，这种体质差异的根源可能是基因差异。从基因的层面上探寻低氧耐受的差异，可用来筛查高原反应易感人群。有研究认为HSP70 –homA/A 基因型的机体可能存在应激能力较弱的问题，并认为 HSP70 –hom 基因型与高原反应易感性之间存在关系。另外，有研究称，在敲除大鼠的 HIF –1基因后，大鼠对低氧的耐受程度大大降低。

第四节　高原反应包括哪些疾病

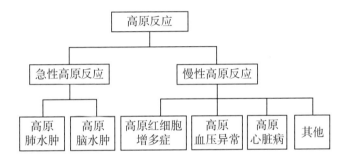

一、高原肺水肿

高原肺水肿（high –altitude pulmonary edema，HAPE）是一种重型的急性高原病，多见于从平原快速进入高原时，也可见于久居高原的人进入更高海拔地区时，或在内地停留一定时间后重返高原时。其发病率为0.5%~2%，虽然远低于急性轻症高原病，但起病急，进展快，对机体的危害大，救治不及时，可在较短的时间（12小时内）发展至昏迷和死亡。

（一）发病诱因

寒冷、过度劳累和上呼吸道感染是 HAPE 的主要诱因。快速进入高原者、劳动强度大者发病率高，冬、春季发病率高。部分患者有急性轻症高原病的病史，多数患者起病急，直接表现为肺水肿。HAPE 多于夜间睡眠时发病，可能与睡眠时回心血量增多和低氧血症加重有关。

（二）发病原理

1. 肺动脉高压

高原肺水肿患者的发病初期或恢复期，其肺动脉压明显高于海拔高度相同的正常人。正常肺血管具有很强的扩张能力，即使血流量增加两倍，肺血管压力也可无变化，但在缺氧环境及肺血管痉挛的基础上，肺血流量增加，会形成肺动脉高压。有学者认为，低氧性肺血管收缩引起肺血管床不均匀阻塞，致使区域性微循环血流量减少或阻塞，未被阻塞区域的毛细血管易受肺高压和高流量影响而被动性扩张、血量增多、血流加速，致使毛细血管血容量及压力增高，液体漏出。肺微循环压突然升高可直接损伤血管内皮细胞和（或）肺泡上皮细胞，导致血管通透性增加，所以肺动脉高压是发生本病的基本因素。

2. 肺内高灌注

急性缺氧引起交感神经兴奋，外周血管收缩，血流重新分布，使肺血流量明显增加。缺氧使肺肌性小动脉不均匀收缩，而非肌性血管如毛细血管前细小动脉因受肺动脉高压的冲击而扩张，因而使该区血流增多，出现肺内高灌注。因凝血及纤溶机制的障碍，肺细小动脉和毛细血管内形成微血栓，从而血流被阻断，致使肺的全部血液转移至未被阻塞的区域，造成局部毛细血管的血流量及压力突然增加，水分向间质及肺泡渗出。

3. 通气调节异常

一般讲，人体进入高原后，由于周围化学感受器受低氧刺激而肺通气量增加，肺泡氧分压增高。然而通气反应钝化者暴露在低氧环境时，会因通气量不增加而肺泡氧分压降低，导致严重缺氧，特别是在夜间易发生较严重的低氧血症，这与高原肺水肿常在夜间发生相符。

（三）临床表现

HAPE 起病急，其临床表现与一般急性肺水肿相似，有呼吸困难、发绀、咳嗽、咳大量白色或粉红色泡沫痰、两肺布满湿性啰音等症状。HAPE 的发病高峰在进入高原后 12 ~72 小时，也有部分患者会在进入高原一定时间，机体对高原已初步习服后，由于过度劳累或感冒而诱发。高原肺水肿有明显的再发倾向，曾患过高原肺水肿者再次发病的概率很高。

HAPE 临床表现有以下几种情况。

（1）所有患者均有不同程度的咳嗽，开始多为干咳或伴有少量黏痰，随后即咳出粉红色、黄色、白色或血性泡沫痰。

（2）部分患者有头痛、头昏、心慌、胸闷、气促等急性轻症高原病的表现，较重者常表现为呼吸急促及惊慌不安。

（3）血压多偏高，也可有轻或中度的低血压，心动过速，心尖区可闻及轻度收缩期杂音或奔马律，肺动脉瓣第二音亢进或分裂。如果出现剧烈头痛、眩晕、复视、呕吐、谵妄、烦躁等神经精神症状，则提示可能并发脑水肿。

（4）起病多不发热，但可能畏寒，少数有低热，如发热逐渐增高，常说明有继发性感染。

二、高原脑水肿

高原脑水肿（High altitude cerebral edema, HACE）也称为"高原昏迷"，是急性高原病中最为严重的一种临床类型，多发生在海拔 3700 米以上地区，是由急性缺氧引起的中枢神经系统功能严重障碍。其特点是起病急骤，病情危重，常合并高原肺水肿、严重感染、心衰、多系统器官功能衰竭以及脑出血等，病死率高。临床表现以严重头痛、呕吐、共济失调、进行性意识障碍为特征。病理改变主要为脑组织缺血或缺氧性损伤，导致脑循环障碍，引起脑水肿，颅内压增高。若治疗不当，常危及生命。国内以往多称为高山（原）昏迷、脑性高山病、急性高原病脑病和高原脑缺氧综合征等。

（一）发病诱因

HACE 发生率随着海拔的增高及劳动强度的增大而增高。此外，严重高原反应、呼吸道感染、情绪异常、气候恶劣、寒冷及大量饮酒也是诱发和加重高原脑水肿的因素。

（二）发病原理

1. 脑细胞毒性水肿

细胞毒性水肿主要是由严重缺氧引起脑细胞能量不足，从而导致离子泵功能减弱，钠在细胞内潴留引起。脑细胞缺氧，能量生成减少，细胞膜钠泵功能障碍，导致细胞内钠、水潴留，脑细胞水肿。同时，肾脏钠、水排出减少，体内钠、水潴留，导致血管内皮细胞肿胀。毛细血管破裂，出现脑实质和蛛网膜下腔出血。

2. 血管性水肿

因毛细血管压升高引起的血－脑屏障机械性损伤而导致血管壁的通透性增加，致液体渗出血管壁外而进入脑间质，发生脑间质的水肿。

间质水肿、脑细胞水肿、血管内皮细胞肿胀和颅内出血都可致颅内压升高，进一步加重缺氧和脑水肿，形成恶性循环。本病可损害大脑皮质，致脑细胞变性、坏死。同时，促使视网膜血流增加，毛细血管扩张，导致视网膜出血。

（三）临床表现

高原脑水肿的临床突出表现为意识障碍，病程可分为三期。

1. 昏迷前期（前驱期）

患者在昏迷前数小时至 1～2 天内除了有剧烈头痛（呈进行性加重）、恶心呕吐（多为喷射性频繁呕吐）、发绀、气促、不思饮食和嗜睡等症状外，还有神经精神症状。部分患者表现以抑制为主，意识朦胧、精神萎靡、寡言少语、神志恍惚、定向障碍；部分患者表现以兴奋为主，初期欣快多语，情绪亢奋，如醉酒状，继而烦躁不安，情绪暴躁，寻衅滋事，哭笑无常；少数患者可出现抽搐、大小便失禁等。患者的神经生理反射多正常，一般无病理反射。

2. 昏迷期

出现不同程度的昏迷，神经反射、病理反射、生命体征、肌张力异常改变。绝大多数为轻度昏迷，昏迷时间较短，意识丧失多在数小时至 48 小时以内恢复，昏迷 7 天以上者较少见，但也有昏迷时间长达 24 天的。昏迷的深度和时间与海拔高度呈正相关，在海拔 4000 米以上地区昏迷时间越长、程度越深，病情越重，预后也越差。

此期除意识丧失外，发绀明显，多数患者有呕吐、尿潴留或大小便失禁，部分患者可发生阵发性抽搐。此外，昏迷患者由于严重缺氧，自主神经功能紊乱，故极易并发消化道出血，所以可有呕血或柏油样便，甚至并发感染或多器官功能衰竭。

3. 恢复期

意识逐渐好转，清醒后仍有头痛、心慌、胸闷、失眠、表情淡漠、反应迟钝、嗜睡、乏力、记忆力减退等，经一段时间休息和治疗后可恢复。恢复期平均为 14 天。

三、高原红细胞增多症

入藏人员到达高原后，由于缺少氧气，机体开始产生过多的红细胞以适应缺氧环境。如果红细胞增多超过 6.5×10^{12}/L 或血红蛋白超过 200g/L，可加重组织、细胞的缺氧，称为"高原红细胞增多症"（high altitude polycythemia，HAPC）。其是由于高原低氧引起的红细胞过度代偿性增生的一种慢性高原病，绝大多数病例在海拔 3000 米以上地区发病，且发病率随海拔增高而上升，海拔 3000 米地区其发病率为 2.43％，海拔 4000 米地区其发病率为 4.27％。

（一）发病诱因

缺氧是本病最主要的诱因。长期缺氧可使红细胞增多、体积增大，这是机体代偿缺氧的一种适应方式，有助于增加血液的携氧能力，然而红细胞过度增生不但增加血容量，而且增加血液黏滞度，使血流缓慢，为肺循环内血栓形成创造条件，进一步增加肺循环阻力。

（二）发病原理

1. 红细胞生成

由于血液中红细胞和血红蛋白明显增多，使血液的黏稠度增加、在血管内流动的速度减慢，再加上患者的毛细血管数目明显增加、毛细血管增粗，从而使他们的面颊、嘴唇等处表现为紫红色或暗红色。过度的红细胞增生，使血液的黏滞度增高，血流减慢、循环阻力增加，心肺功能受到影响，导致机体血氧运输及结合能力下降，机体更加缺氧，缺氧又反过来刺激更多的红细胞增生，形成恶性循环。

2. 呼吸驱动减弱

以往的研究提示，高原世居者和久居者低氧通气反应降低。因此低氧通气反应降低被认为是人体对高原环境最佳适应的表现。通气反应的钝化与居住高原的时间长短有关。呼吸驱动减弱是导致患者显著低氧血症和相对性高碳酸血症的主要因素。但它们之间的因果关系尚不清楚，是否像高原肺水肿患者一样，通气驱动的减弱发生在高原红细胞增多症之前，即是否与遗传有关，是值得深入探讨的新课题。

（三）临床表现

高原红细胞增多症患者有高原反应症状，如头痛、头晕、嗜睡、记忆力减退、失眠，并伴有发绀和面颊部、眼结膜毛细血管网扩张和增生，可有杵状指。同时，由于红细胞压积增大，血液黏滞性增大，可形成脑内微血栓而引起一过性脑缺氧发作。还可由肺循环阻力增大，加重肺动脉高压而产生右心衰竭。

四、高原心脏病

高原心脏病（high altitude heart disease, HAHD）又称高心病，以慢性低压低氧引起的肺动脉高压为基本特征，并伴有右心室肥厚或右心功能不全。它是慢性高原病的一种，可分为小儿高原心脏病和成人高原心脏病。在国外，有些学者把它称之为"高原肺动脉高压症或高原肺高血压"，被认为是人体对高原低氧的一种病理生理学的反应，不承认它是一种独立疾病；另有些人将其归为慢性肺心病的一个变异型。目前对本病的命名和定义国内已基本趋于统一，但国际上尚未取得一致。本病易发生在 3500 米以上高原，个别初进高原者特别是儿童可以急性或亚急性发病，国外称亚急性高原病。急性或亚急性患病者，以显著肺动脉高压引起的右心室扩大和充血性右心衰竭为特征，而慢性患病者以右心室负荷过重所致的右室肥厚为主的多脏器损害为特征。

（一）发病诱因

高原心脏病多发生于平原移居高原或由中等海拔高度到更高海拔处的居民，其发病率随海拔的升高而增高。本症除低氧耐受个体差异外，劳累、寒冷、呼吸道感染常为诱发因素。多数学者认为，低压缺氧所致的低氧性慢性肺动脉高压和缺氧对心肌的损害是形成 HAHD 主要诱因，而心理情绪异常往往可加重病情。

（二）发病原理

1. 缺氧

高原缺氧对机体能量代谢的影响最大，而心肌代谢旺盛、耗氧量大，使得对缺氧的耐受性降低，缺氧引起有氧代谢障碍，氧化磷酸化过程受阻，导致能量供应不足，引起心脏功能异常。

2. 心理情绪异常

精神过度紧张，焦虑、抑郁可影响脑功能活动，并使内分泌、呼吸、循环系统发生改变，进而促使全身的代谢活动增强，氧耗量增加，心脏负担加重。同时，异常活跃的心理波动也可加重患者的机体缺氧及应激反应，使得机体缺氧状态和内环境紊乱不易纠正。

（三）临床表现

小儿高原心脏病发病较早，病程进展快，而成人起病缓慢，出现症状较晚。小儿高原心脏病早期症状为烦躁不安、夜啼不眠、食欲不振、咳嗽、口唇发绀、多汗，继而出现精神萎靡、呼吸急促、心率加快、发绀加重、水肿、尿少、消化道功能紊乱；若有呼吸道感染，则体温升高、咳嗽加剧，最终发展为右心衰竭。小儿高原心脏病患者发育一般较差，伴有呼吸急促、鼻翼扇动、口唇发绀明显、心率增快、心界扩大；多数患儿心前区或三尖瓣区可闻及Ⅱ～Ⅲ级收缩期吹风样杂音，肺动脉第二音亢进或分裂；肺部有干、湿性啰音，可能与肺部感染有关。当出现右心衰竭时，肝脏大，下肢水肿，颈静脉怒张，肝颈静脉反流征阳性。肺部感染严重者常合并有肺水肿。

成人高原心脏病患者可有心悸、胸闷、头昏、劳力性呼吸困难、心前区不适及疼痛等症状。部分患者有恶心、呕吐及厌食等症状。体征有唇舌、耳垂、甲床等处发绀，心界叩诊扩大，双下肢水肿等，部分患者可有面部水肿、颈静脉怒张、心律不齐及心尖区及三尖瓣区杂音，杂音的特点易变，心功能不全纠正后杂音消失，心界恢复正常。少数患者可有心功能衰竭表现。严重心功能衰竭可出现心源性休克。

五、高原血压异常

高原血压异常可分为高血压病和低血压病，其中高原高血压病是慢性高原病的一种特殊类型，在高原人群中比较常见，其表现与高血压病相似。由于高原缺氧，可使小血管收缩痉挛，外周血管阻力升高，心率增快，循环时间缩短，导致高血压病。在海拔4000米以上者，也可出现高原性低血压（90/60mmHg），患者如返回平原地区，血压又会恢复正常，不治自愈，其在高原地区患病率为6.9%~7.5%。

（一）发病诱因

研究发现，精神紧张、高原恐惧、忧虑、缺乏体力活动，都易促进发病。同时，青格乐图等学者发现，高原高血压病的血压变化规律主要受白昼体力负荷下的高耗氧加剧低氧性增压与增率反应的影响。

（二）发病原理

目前对高原高血压病的发病机制尚无定论。部分学者认为高原缺氧可使中枢神经功能失调，交感系统兴奋性增加，致血管紧张素增多，使小动脉收缩，外周阻力增加；缺氧可使肾脏促红细胞生成素增多，从而使红细胞增多，血黏稠度增高，亦致外周阻力增加，导致高原高血压病的发生。

另外，格尔木市人民医院高原病研究中心研究人员认为，高原高血压病是进入高原早期阶段人体血压的习服过程，血压的增高是一种应激性的代偿变化，称作"低氧性增压反应"。这种增压反应具有普遍性，其中部分入藏人员低氧性增压反应超出了生理学限度而成为高原高血压病。高原高血压病主要症状为舒张压的增高，其原因为低氧性红细胞增生作用，使血液比重增高，血黏滞性增大，促使外周阻力增加，导致舒张压上升更为明显而持久；低氧性心率增快作用使舒张期缩短，而致舒张期血压增高。

（三）临床表现

高原高血压病常伴有头痛、头昏、失眠、心悸、气短，少数患者有恶心、呕吐、水肿等症，眼底检查视网膜动脉痉挛变细，心电图及 X 线检查提示心肥大。高原高血压病以白昼血压升高为主，单纯舒张期高血压所占比例显著高于单纯收缩期高血压。

六、高原反应与失眠

　　健康人在高原睡眠时会出现周期性呼吸暂停。高原睡眠呼吸紊乱的发生率随海拔增高而增加，在海拔2240米和4270米时，高原睡眠呼吸紊乱分别占总睡眠时间的24％和40％，在海拔6300米时平均为72.5％。特征性的变化是周期性呼吸，伴或不伴有呼吸暂停。以伴呼吸暂停为多见，类似"陈－施呼吸"。

　　高原缺氧环境对睡眠影响显著，表现为夜间反复发作的周期性呼吸及呼吸暂停，使得睡眠表浅，频发觉醒，睡眠时相转换次数增加，严重影响着高原居住人群的睡眠质量。研究认为，睡眠是衡量人体健康水平的一项基本指标，与生理、心理功能关系密切。邱永祥等发现，高原列车乘务人员睡眠问题比较严重，且高原反应症状与睡眠呈显著正相关性，高原反应越明显，睡眠问题越严重。同时乘务人员的劳动强度越大，高原反应越强烈，睡眠问题就越严重，而睡眠问题与抑郁和焦虑问题呈显著正相关，故其焦虑和抑郁的倾向性也就越明显。李文飞等首先证实，进入高原地区的人群多伴有习惯性睡眠效率低下。其次，心理分析表明，睡眠紊乱、睡眠持续性因素是影响高原地区人员心理健康的重要因素，并提示心理健康水平随睡眠质量降低而下降。

七、高原反应与精神疾患

进入高原后，也有可能会出现精神症状。其发生机制可能为高原反应导致脑神经细胞急性缺氧，使中枢神经递质的代谢及传递紊乱。在缺氧状态下，脑比任何组织器官都更早、更快的出现功能障碍，大脑皮质对缺氧更为敏感。另外，心理因素也是高原反应出现精神障碍的病因之一。首次进入高原的人群，由于对高原知识的缺乏，较易出现担心和恐惧，可诱发高原反应，进而出现精神疾病。

第五节　中医学对高原反应如何认识

中医学虽然没有"高原反应"等名词，但根据中医"阴阳""气血"理论，仍可反映外界环境与人体不相适应的病因病机。高原环境的重要特征即是"缺氧"，据中医理论，缺氧的状态使人不能生成充足的精气，同时消耗也比平时要大，其导致人体正气虚损，精微物质无以滋养五脏六腑，机体功能减退，甚至产生疾病。自然之气稀薄，宗气生源匮乏，导致机体能量代谢紊乱及能量物质缺乏是高原病的基本病机和病理基础。

一、清气不足，气机失畅

高原反应主要是由缺氧造成的，中医学认为，这与呼吸中清气不足有关。气根于肾而藏于肺，长期清气不足易伤肺气，日久累及肾脏，致使肾气亏虚，肺不主气而生气滞，肾不纳气而生气逆。肺、肾之气不能交通上下，清气难入，浊气难出、积于胸中，故胸闷喘息。

二、外邪侵袭，痰瘀阻滞

高原地区干旱少雨，气候干燥。燥为阳邪，易伤津耗液，故其为本病病邪之一。临床见于急进高原之后，表现为鼻燥、唇裂结痂、皮肤脱屑等。本病亦可由寒邪外侵而生。高原气候寒冷，加之脾肺之气易虚，更易发生阳虚。脾为胃转输津液，上归于肺，若脾阳不足，水津运行迟缓停滞膈间，积水为饮，凝液成痰，随气上逆，则时有咳喘。若患者素有痰饮，急进高原之后感受外寒，使寒饮相搏，上射于肺，可造成高原肺水肿。另外，气虚则运血无力，致血行瘀滞。在慢性高原反应中，血瘀是重要病机之一。

三、气虚血瘀，神失所养

中医学认为，本病与呼吸中清气不足有关。人体长期吸纳清气不足，损伤肺气，肺不主气而生气滞，气凝则血瘀，同时降低了血液携氧的能力；日久累及肾脏，致使肺肾气虚，清气不能上濡清窍，使心神失养，终可导致高原反应的发生。如高原红细胞增多症是在高原环境低氧引发气虚的基础上，气虚无力行血、行津，则产生"血瘀""津停""痰凝"的虚中夹实证。张早华等学者认为，长期处于低氧环境中，"气虚"必然进一步导致机体有形之精、血、津液运行流动失常，因而在病性上，多具有夹瘀、夹痰（湿）或兼阴津不足的特点，其发病率、病情严重程度与海拔高度及移居高海拔地区年限呈正相关。

四、真元亏损，阴阳失调

素体脾肾阳虚、命火衰微者急进高原之后，感受外邪，易直中少阴肾经，形成阳虚阴盛，致使清阳不升，浊阴不降。症见头痛头晕，恶心呕吐等；重者浊阴上犯，蒙蔽清窍，而见嗜睡，甚则昏迷。

第六节　藏医学对高原反应如何认识

一、藏医学发展史

藏医藏药是我国传统医药学的重要组成部分，已有一千多年的历史。同时，藏医药源广阔，治疗方便，为西藏和川、青、甘、滇的藏族人民和当地的各族人民的繁衍昌盛做出过伟大贡献。

公元前 500～前 400 年，在西藏阿里地区已出现了医生和医学专著，因为他们生活在海拔很高的寒冷地域，因此藏医学的最早医生及专著诞生于此。藏医学博采众长，与中（中国）医、印（印度）医、尼（尼泊尔）医、波斯（阿拉伯）医有密切关系。公元四世纪时，天竺的著名医学家碧琪嘎齐和碧拉孜将《脉经》《治伤经》和《药物经》等医学知识传入西藏。公元七世纪，雪域赞普松赞干布统一西藏属地，中原医学传入西藏，同时印度、波斯、尼泊尔等邻近国家的医学也传入藏地，与本地医学结合。当时尚缺乏系统理论，主要用三种方法诊治疾病，即放血疗法、火烧疗法和涂摩疗法。公元641年，唐朝文成公主将"四百零四种药方、五种诊断法、六种医疗器械"传播进藏，使藏医药学得到进一步丰富和充实。八世纪时，金城公主入藏，再次引入大量的医药人员和医学书籍，并将《月王药诊》译成藏文。九大著名藏医学家之一的宇妥·宁玛云登贡布（公元708～834年）广泛总结医疗经验，随父兄行医，在长期医疗实践中积累了大量医治疫病的丰富经验，并参考外地医学，撰写了藏医学原始基础理论医学巨著《居悉》（《四部医典》），其囊括了藏医药学的生理学、诊断学、治疗学、药物配方等各个方面，使藏医学形成了较完整的独特医学理论体系，也为之后藏医学的蓬勃发展提供了理论基础。

二、藏医学对高原病的认识

藏医学对高原反应有着比较完整的历史记载和独特认识，并在临床实践中积累了丰富的治疗经验。历代藏医学著作和验方中，有较为系统的高原反应的诊疗方法。但是，相关理论长期未得到现代科学的系统研究，同时面临失传的危险。为使藏医理论不致淹没于历史长河之中，针对其应用价值与开发潜力的研究成为目前民族医药亟待攻克的重点。

学者次仁巴珠曾说："藏医学产生于高原地区，因而其本身就是高原医学，也是高原医学的重要组成部分。"早在一千多年前，藏医对高原两字就有了定义："雪山环绕的地域即为高原"，并在医学典籍中对"多血症"有相关记载。虽然这些术语不够精确和系统化，但医学家们已经认识到高原病的存在。同时，在民间广泛流传着"腊毒"的称谓，即"高山中毒"，藏地居民在日常生活与劳作时发现，在高海拔地区容易出现头涨、头晕、心慌、恶心，甚至呕吐等症状，藏地居民常利用当地的一些植物预防"腊毒"的发生，这也是藏医学对高原病认识的雏形。

藏医学认为人体是由三大因素（隆、赤巴、培根）、七大物质（液、血、肉、脂、骨、髓、精）和三种排泄物（大便、小便、汗）组成，是一个有机整体，它们之间相互依存、相互转化，保持平衡状态，是构成人体正常生命活动功能的物质基础。高原的特殊自然环境和气候直接影响着人体的功能变化。针对高原反应的认识，中医多从"缺氧"入手，认为其病机以气虚为主。然而藏医理论认为，导致高原反应最大的根源是气（藏医学中称"隆"或"宿隆"）与元气紊乱和三因素（隆、赤巴、培根）失衡，而"隆"

的失调直接导致高原反应的发生（因隆元紊乱，元气不足，邪气阻滞而三因素失衡）。所以，藏医在本病治疗上也以治疗"隆"病为主，通过调节"隆"的功能缓解高原反应。同时，究其病因机制，藏医学认为高原反应也多与环境、情志和药理等因素有关，此与《蓝琉璃》《秘诀补遗》等历代藏医学著作描述相符。

三、高原病的藏医藏药的应用

学者次仁巴珠认为，藏医疗效的高低与个体的差异有一定的相关性，同时与医生的经验水平高低有关，与治疗所采用的方法和手段也有相关性。因此，高原病的治疗方法应多样化，根据人的年龄及所处地域、饮食起居习俗、病症特点、病程等情况因人而宜。在治疗方面，根据高原反应的临床表现，通过临床药物筛选，藏地医师们认为红景天对抗高原缺氧有一定的作用，并开发了许多传统藏药，如"十六味杜鹃花""二十五味珍珠丸""二十五味沉香丸"等，用于预防和治疗高原反应，对于高原病的防控起到了积极的作用。

第七节 不同人群进藏前的准备

随着交通条件的不断改善，对于大部分人来说，去西藏体验藏区美丽壮观的自然景观以及神圣的佛教文化已经不再是个遥不可及的梦想，越来越多的人选择到藏区工作或者旅行。但高原环境毕竟与平原地区存在着巨大差距，当海拔达到一定高度后，世居平原的人们身体可能会因不适应高海拔地区气压低、氧气少、空气干燥、寒冷、紫外线强烈等变化，出现一系列不适症状。为了尽可能地避免或减少高原反应，我们需要在进藏前进行适当的准备工作。

一、一般性准备

（一）了解自己的身体状况，制定合理进藏方案

无论是打算去高原的旅行者还是去援藏的工作人员，启程之前都要进行必要的身体检查。

体检项目包含呼吸、血压、心率、体温等一般检查项目，同时还应进行血常规、心电图、胸透等内科常规体检项目，必要的时候还需增查 B 超、心肺功

能、血气分析、肝肾功能检测等。如发现患有高血压病、冠心病、风湿性心脏病等心血管疾病，或者患有哮喘、肺气肿、肺结核、支气管扩张症等肺系疾病，抑或患有贫血、血小板减少性紫癜、凝血功能障碍等血液系统疾病，或者患有溃疡病、慢性肝炎活动期等消化系统疾病等，均不宜进入到海拔 3000 米以上的地区。否则，一旦进入高原，会因不能有效地摄取氧气而发生较严重的高原反应、诱发或加重原有疾病。

在了解自身身体状况的前提下，入藏人员应配备相应的药品以及防寒、防风沙及防紫外线用品，如棉衣、雨衣、遮阳帽等，以保证在高原的健康状态，尽量避免感冒等呼吸系统疾病的发生，以免加重心肺负担，诱发高原反应。

（二）适应性锻炼为进藏奠定良好的身体基础

准备去高原之前，在时间和条件允许的情况下，可进行一些适应性锻炼，以提高人体对高原环境的耐受性。

常见的适应性训练方法有以下几种。

（1）适度进行有规律的有氧运动：经常进行有氧运动锻炼，可有效增强人的心肺功能，使人的心脏更加健康，心搏出量增加，提高人体对氧气的利用率。同时有氧运动能够加强呼吸、循环、神经系统的功能，提高身体对低氧环境的耐受力。

（2）低氧适应训练：世居平原的人进入高原后，身体为了适应高原环境会产生很多相应的变化，尤其是援藏工作者，由于在藏区需要停留较长的时间，将面临长期低氧的环境。因此，可以在特殊条件下（如模拟高原环境的低压舱内）进行一段时间的间歇性低氧适应训练。低氧适应训练能更有效地提高人体对低氧环境的适应能力。

（三）放松心情，享受高原

在保证自身未患有高原禁忌疾病的前提下，放松心情，坚信自己可以尽快适应高原环境，自信、愉快地享受高原的别样风情，有利于减轻高原反应。相反，精神越紧张，也就越容易出现高原反应。另外，过度兴奋也容易使机体耗费更多的氧气，加重身体在高原地区的负担，应尽量避免。

二、不同人群进藏前的准备

（一）短期进藏人群的准备

短期进藏人员在高原地区居住时间较短，进藏期间所要面临的最重要的健康问题就是急性高原反应。

因此，除上述一般性准备工作以外，应针对各种短时间内可能出现的高原健康问题有目的地进行准备，以尽快适应高原环境。

1. 学习高原卫生知识

对于准备进藏的朋友们，学习一定的高原卫生知识，了解高原环境的特殊性及其对人体的影响是很有必要的。

高原地区能够对人体健康带来一定影响的自然环境主要包括低气压、低氧、低气温、干燥和强日照辐射等。

高原地区气压越低，空气越稀薄，空气中氧分压也越低，肺内的氧分压会随之降低，氧气的绝对量相应减少，氧合血红蛋白难以达到饱和，出现血氧过少的现象。这是人们到高原后出现头痛、恶心、呼吸变快等反应的最直接的原因之一。

藏区平均气温低，数据表明海拔每上升 100 米，气温下降约 0.6℃。此外，藏区空气稀薄，大气对地面的保温作用差，使得该地区昼夜温差可达数十摄氏度。寒冷促使耗氧量和氧需求量均增加，促进组织缺氧的发生和发展，是引发急性高原反应的又一个重要因素。

大气中水分也是随海拔增高而减少，海拔 3000 米时，大气中水分大约只有平原地区的 30%。同时，高原地区的寒冷大风天气加剧了人体体表和呼吸系统水分的散失，致使呼吸系统黏膜和全身皮肤异常干燥，从而易引发咽炎、鼻衄、手足皮肤干裂等症状。

高原地区日照时间长，地表接受太阳辐射量随海拔增高而增加。此外，由于积雪反射紫外线的缘故，叠加了高原日光辐射强度。因此，入藏后人体要接受的紫外线辐射明显增加，从而对人体皮肤黏膜造成损害，易引发湿疹、日光性皮炎、角化病、眼角膜灼伤等疾病。

了解高原的气候特点及高原疾病的发病规律能够针对高原反应产生的原因进行有针对性的适应训练，预防高原反应的发生，同时提高对危险因素的重视程度，在进藏过程中对自身状况进行合理的评估，避免严重高原疾病的发生。

2. 合理使用预防保健药品

在进入高原前，在专业人员的指导下，服用一定的预防高原反应的药物，可以降低或减轻急性高原反应的发生。国内常用的预防保健药品多为一些具有适应原样作用的天然药物及其制剂。所谓"适应原"，就是能使机体处于"增强非特异性防御能力的状态"的药物（该术语自1947年，由苏联科学家拉扎雷夫提出，得到了行业内认可），这类药物可从多方面调节人体的身体功能，最基本的作用是增强机体抵御外界不良刺激的能力和正向调节人体对病理过程的自然康复。这类药物能够提高人体对高原环境的耐受能力。常用的药物有红景天及其枸杞、刺五加、唐古特青兰制剂和复方丹参滴丸等。这些药物的共同特点是都具有抗缺氧、抗疲劳的药理作用，同时符合中医理论对高原反应本质的认识，能够从益气、活血、养阴的角度改善人体进入高原后的不适症状。

（1）红景天

红景天为景天科植物大花红景天的干燥根和根茎，大部分生长于海拔 3500～5000 米的石灰岩、花岗岩地冰川、山梁草地或山谷岩石上。这种自然生长在高寒及高海拔地区的植物，通常都具有很好的抗寒及抗缺氧特性。中医认为红景天归肺、心经，具有益气活血、通脉平喘的功效。明·李时珍《本草纲目》记载"红景天，本经上品，祛邪恶气，补诸不足……已知补益药中所罕见"。藏医经典著作《晶珠本草》里记载其可"用于治疗身体虚弱、全身乏力、胸闷、难于透气、嘴唇和手心发紫"。两千多年以来，藏民常用它强身健体，抵抗不良环境的影响。现代研究也已经证明，红景天具有抗缺氧、抗应激、抗疲劳、抗氧化、增强机体免疫力等多种作用。

短期进藏人员可在进入高原地区前至少 1 周开始服用红景天。推荐服用方法：红景天 6 克/次，煎汤代茶饮，连续饮用 1 个月。亦可直接以开水冲泡，代茶饮用。

红景天制剂也是较好的选择，常用的有诺迪康胶囊、红景天胶囊等。这些药物都是将红景天经科学的方法萃取有效成分，制成方便人们使用的剂型，可在进藏之前，根据自身情况，合理选用。

（2）人参

人参，多年生草本植物，多生长在北纬40°~45°常年气温偏低的山区，耐寒性强，可耐 −40℃ 低温。人参根部肥大，形若纺锤，常有分叉，因其貌似人的头、身和四肢，故而称为人参。

人参具有大补元气、固脱生津、安神的功效，在《神农本草经》中被列为上品，认为其具有"补五脏、安精神、定魂魄、止惊悸、除邪气、明目开心益智"的作用。人参是公认的具有适应原样作用的植物药材。国内外很多实验数据都能证实人参在抗缺氧等方面的作用和疗效。人参的有效成分人参皂苷具有明显的抗脂质过氧化的作用，在海拔 7000 米高度缺氧条件下，有明显的保护脑皮质神经元的超微结构免受缺氧损害的作用。

短期进藏人员在进入高原地区之前，可以根据体质酌情服用适量的人参，以提高机体的耐受性。中医认为"正气存内，邪不可干"，人参可以使人体元气充盛，当面临高原的异常气候时，能更好地抵御外邪侵扰。但人参的服用与服用的季节、时间、年龄、体质等都有较为密切的关系。比如体质偏寒的人或寒冷季节可以服用少量的红参，阳热体质或者湿热体质的人，则应少量服用或者不用。夏季炎热则选用性质稍凉的西洋参，年老体弱者可较长时间服用人参，青年人多无明显虚象，因此用量不宜过多。尽量避免误服而产生不良作用，为进藏奠定较好的身体基础。

人参的服用方法，有以下几种。

1）嚼食　即以 2 ~3 片人参含于口中细嚼，甘凉可口，具有生津提神之效，是最简单服用方法。

2）冲茶　方法是将人参切成薄片，放在碗内或杯中，用开水冲泡，5 分钟后即可服用。

3）炖服　条件允许的情况下也可将人参切成 2mm 薄片，放入瓷碗内，加满水，封密碗口，放置于锅内蒸炖 4 ~5 小时后即可服用。

4）磨粉　将人参磨成细粉，每天吞服，用量视个人体质而定，一般每次 1 ~1. 5 克。

（3）枸杞子

枸杞子为茄科植物宁夏枸杞的干燥成熟果实，在我国东北、西部、中部多地可见，其中以宁夏所产者为佳。

无论从食用还是药用来讲，枸杞子都有着悠久的应用历史。从《诗经·小雅》"陟彼北山，言采其杞"这样的美丽诗句中可知，早在2000多年以前我国就有采集和食用枸杞子的民俗。民间亦流传着许多有关枸杞子神奇功效的传说。《抱朴子·内篇》称枸杞为西王母杖、仙人杖，即传说西王母以枸杞茎为杖，具有益精补气、壮筋骨、轻身不老之功。中医典籍中，枸杞子最早见于《神农本草经》，被列为上品。其记载："枸杞味苦寒，主五内邪气、热中、消渴，久服坚筋骨，轻身不老"。《本草纲目》中说"久服坚筋骨，轻身不老，耐寒暑。"可见在传统中医药文化理念中，枸杞子具有增强体质，提高机体耐受性的功能。现代研究证实，枸杞子具有提高机体免疫力、增强机体适应性、保肝明目、调节血压和血糖、抗疲劳、提高记忆力等作用。在预防高原反应、促进高原习服方面，枸杞子能通过降低组织耗氧量来发挥抗疲劳、抗缺氧、提高免疫力等作用。而枸杞子的有效成分枸杞多糖还具有降低血压、抑制心脏、兴奋肠道等拟胆碱样作用，能减轻人体在高原环境下的不适症状。

枸杞子的服用方法一般以泡水代茶饮以及嚼服最为常用。

1）泡茶 取适量枸杞，洗净，放入茶杯或茶碗中，以开水冲泡5分钟后，即可饮用，亦可与红茶、花茶同用。成人用量每天 20 克左右。体质偏热，易上火的人群，可酌情加入菊花、冰糖。

2）嚼服　枸杞洗净后，直接嚼服，每天 10 粒左右。也可在熬粥、煮饭时放入，起到食疗作用。

（4）刺五加

刺五加为五加科植物刺五加的根或者根状茎。其性辛、微苦，温，具有"益气健脾，补肾安神"的功效。

《名医别录》言刺五加具有"补中，益精，坚筋骨，强意志"的功效，明·李时珍对五加有很高的赞誉，谓"其功良深，宁得一把五加，不用金玉满车"。需要注意的是，在购买时勿与五加皮混淆。《中国药典》中明确指出："刺五加为刺五加植物的根或根状茎，而五加皮本品为五加科植物细柱五加的干燥根皮，功效主要是祛风湿，补肝肾，强筋骨。"这两者的来源和功效都十分相似，在选用的时候，注意不要混淆了。

刺五加与人参的药理功效很类似，都具有适应原样作用，能够提高人体的适应能力，使机体的异常状态趋于正常化，在抗疲劳和抗缺氧方面甚至比人参作用更为明显。提前服用刺五加，能使人更容易适应高原低氧环境，并可改善旅途中的疲劳感。

除此以外，刺五加还能增加动物的抗辐射能力。

藏区海拔高，空气稀薄，折射率低，再加上积雪时间长等原因造成太阳辐射强度极高，服用刺五加可提高人体抵御辐射的能力。同时，研究人员证实刺五加水浸膏及醇浸膏均能增加小鼠对高温和低温的耐受力，可降低高温或低温应激刺激引起的小鼠死亡率，可见刺五加的确具有较好的抗应激和提高机体适应性的功能，这对于人体应对高原地区昼夜温差大、气温长期偏低等异常自然环境不无裨益。

刺五加为植物根或根状茎，若使用浸泡的方法，其有效成分比较不容易析出。条件允许的情况下，可采用煎煮的方法。每日取 30 克左右刺五加，加水浸泡 15 分钟后，以大火煮至沸腾，改小火继续煎煮 15 分钟。将药汁取出，分次服用。若不喜苦味者加适量蜂蜜。不便煎煮的条件下，可事先将药材分割成较小的碎片，放入茶壶中，以开水浸泡，加盖焖 15 分钟后，代茶饮。

现代制药工艺可将刺五加的有效成分进行提取，加工成刺五加浸膏，或者制成刺五加片，在保证药效的前提下，更便于人们服用。在将进入高原地区时，可根据自身情况，提前一到两周酌情选用。

3. 物质资料的准备

对于短期进藏者以及高原旅行的人群，需要针对高原的气候环境以及急性高原反应进行必要的物质准备。

（1）应对高原气候环境

1）低氧　以西藏省会拉萨来说，其海拔为3658米，空气密度是每立方米810克，年平均气压652mmHg，分别是平原地区的62.64%和64.35%，较之于平原地区几乎低了三分之一。因此，可准备便携的吸氧设备、高氧水等以便在必要时补充人体的氧含量。尤其是适应性训练准备不够充分或身体素质较弱对缺氧耐受力较差的人群，在条件允许的情况下应尽量准备。

2）气候类型复杂、垂直变化大　西藏地势西北高、东南低，藏北高原海拔4500～5000米，藏东南谷地海拔1000米以下。其气候特征自东南向西北依次分为热带山地季风湿润气候—亚热带山地季风湿润气候—高原温带季风半湿润、半干旱气候—高原亚寒带季风半湿润、半干旱和干旱气候—高原寒带季风干旱气候等各种气候类型。短期进藏者应详细了解所去地区的气候状况，携带适合的衣物及生活用品。短期入藏时，会在短期内经历不同的海拔条件和气候环境，在降低旅行的舒适感的同时，气候在短时间转变，可能使人体更易感受外邪。在低氧或高原反应的情况下，如果罹患感冒等呼吸系统疾病，将会进展较快，影响疾病的恢复。此外，高原地区昼夜温差大，夜间温度普遍较低，如果适逢雨季，夜雨偏多，甚至会出现雨雪、冰雹等恶劣天气，因此，在进藏前应准备薄厚不同的衣物、雨伞、感冒药等物品，理性安排行程，减少夜间外出的时间，保证一个安全愉快的旅途。

3）紫外辐射强 藏区海拔高，空气稀薄，折射率低，再加上积雪时间长等原因造成高太阳辐射强度极高。这种环境下，容易出现皮肤疾患和眼部疾患。因此在进入藏区之前，要提前准备防晒霜、遮阳伞、防晒衣、太阳镜等防晒设备，降低紫外线对人体的影响，同时可准备维生素C、氯雷他啶等口服药以及氧化锌、糖皮质激素类软膏等外用药，一旦出现日光性皮炎等皮肤疾患，可以缓解其不适症状。另外，这种条件下，水分更易蒸发，在防晒的同时应注意保持水分，准备眼药水、润唇膏、润喉片等，以保护容易受损的皮肤黏膜部位。

（2）应对急性高原反应

1）呼吸系统 呼吸的改变是人体在面临缺氧时最早出现的改变之一，缺氧可以引起人体呼吸深度和频率的改变。人体在轻度缺氧时，仅表现为呼吸深度增加；严重缺氧，则呼吸深度和频率同时增加，并可出现呼吸节律的改变，少数人可发生昏厥。久居平原的人群快速进入高原时，肺通气量增加的同时最大摄氧量下降，为了适应这种改变，人体将会产生较大的能耗。再加上高原昼夜温差大、室内外温差大、风大干燥的气候条件，使得呼吸系统疾病发生率增加，并且与缺氧相互影响，相互促进，最终导致急性肺水肿等严重呼吸系统疾患的发生。为了避免这类问题的产生，进藏者可提前准备氧气袋及抗缺氧药物如高原安、诺迪康等，抗感冒药物如荆防冲剂、感冒清热颗粒等，抗生素类药物如阿莫西林、阿奇霉素等，以及糖皮质激素类药品，以缓解严重高原反应出现时候产生的症状。

2）心血管系统　缺氧对心血管系统的影响也同样的迅速而直接。由于缺氧，会出现心率加快、心脏收缩力加强以满足人体增加的耗氧量；体内的血液重新分配，致使皮肤及某些内脏血管收缩，血液减少，而同时脑血管及冠状血管舒张、血流增加，动脉血压升高；随着海拔高度的增加，心脏每搏输出量、心搏指数、心脏机械做功能力均会显著下降。此外，还有研究显示，当人体进入海拔 4200 米以上地区时，人体血流动力学将会发生较大改变，外周阻力明显增高，心脏收缩做功加强，但显著缺氧会影响心肌 ATP 酶的活性，致使 ATP 产生减少，心肌能量补充不足，降低心脏做功效率，易出现胸闷、心悸、心慌、高原高血压等问题，因此可有针对地准备一些改善心血管功能的药物，如丹参滴丸、银杏叶片等。

3）神经系统 轻度缺氧对神经系统损害轻微，但随着缺氧时间增长及缺氧程度变强，缺氧会逐步影响到神经系统功能，出现头痛、头晕、失眠、情绪异常、记忆力减退等表现，甚至造成昏睡、意识丧失，直至危及生命。针对这类问题，可以准备芬必得等镇痛药以缓解头痛不适，针对失眠、情绪异常、精神紧张可准备安定等镇静催眠药物，也可准备柏子养心丸、补心安神片、朱砂安神丸、七叶安神片等具有安神定志作用的中成药。

4）消化系统 胃肠道反应也是初到高原时容易产生的反应之一。气压降低可造成胃肠胀气、腹上区胀痛或不适、嗳气，甚至恶心呕吐等，同时缺氧还可使胃、胰、胆、肠等脏器分泌的消化酶减少，再加上高原地区的饮食结构与平原差距较大，很容易出现腹胀、消化不良、食欲欠佳等问题。进藏前可针对这一类反应，准备多潘立酮、甲氧氯普胺、维生素 B_6 等药物以减轻胃肠不适症状，也可携带藿香正气水、香砂养胃丸、健胃消食片、保和丸等中成药以促进脾胃功能的恢复。

此外有些人泌尿系统也会出现不适症状。因为缺氧会使肾脏供血受到影响，肾功能下降，出现排尿不畅、尿少、水肿等问题。出现这类问题时，一定要及时就医，获得专业的医疗帮助。

4. 制定阶梯式习服路线

阶梯习服是指采用阶梯上升的方式进入高原的过程，即平原人先在较低海拔的高原上居留一定时期，使机体对较低海拔的高原有一定的习服之后再上到中等高度地区并停留一段时间，最后到达预定高度。尤其是在进入 5000 米以上的高海拔地区时，阶梯习服更是具有重要意义。早在 1969 年，美国学者就已经提出，先在 2440 米、3350 米和 4270 米高原各停留 1 周后再进入目标海拔对于急性高原反应尤其是重型高原病的预防大有好处。在我国，由于青藏线的建设工程以及军队驻军的需要，阶梯习服受到了较多的关注，有人提出在进入高海拔高原时，在 2500 米高原每天上升 300 米较为合适，而在 4000～5000 米高原，每天只上升 150 米较为合适。

对于短期进藏者来讲，进藏之前详细考察驻地的地形环境，以阶梯习服为目标，根据条件安排合理的进藏方式和路线，对于保持进藏后的身体状况、提高生活质量以及工作效率都是很有帮助的。但是，阶梯习服较大的缺陷是耗费时间长，在每个预定海拔高度都要停留足够的时间，因此短期旅行或其他时间不够充裕的人群可能难以做到。

（二）长期进藏人员的准备

1. 做好充足的心理防护

长期进藏人员在进藏后除了面对缺氧、干燥、高辐射等严酷的自然环境，承受高原反应的生理不适外，还需要面对生活习惯异常、文化差异、远离亲友等身心改变。长期进藏人员进藏前往往出现焦虑、紧张、消极排斥的心理状况，进而对身体状况产生更大的影响。因此，对于长期进藏人员来说，进行心理卫生防护，解决进藏心理障碍，对于进藏后的工作和生活具有积极的意义。

心理防护至少要在进驻高原前 1 周开展。学习内容包括：

（1）学习掌握一定的高原疾病防护措施，消除进藏者的恐惧害怕心理，尽量避免因惧怕高原疾病而带来心理负担。

（2）学习情绪疏导的方法、关注自身异常的身心反应症状，如失眠、消化不良、紧张不安、不愉快等。在专业指导下练习深呼吸放松、肌肉放松等技巧，科学预防与处理紧张焦虑心理。学会有效地调节情绪，重视对正性积极情绪的体验，合理宣泄或减弱负性消极情绪，有利于进藏者的心理重建。

（3）学习藏区文化及生活习俗。积极了解藏区的独特文化和生活习俗，制定良好的工作计划，减少进藏人员的孤独感，增强对藏区生活的信心和乐趣，学会从消极事件中寻找积极的意义，促进心理弹性的提升，有利于进藏者进入驻地后的心理健康状态。

2. 适应性训练

在我国，很多地区都与西藏建立了对口支援关系，每年都有相当数量的进藏人群到藏区进行或长或短的支援工作。良好的身体素质是援藏工作顺利开展的保证。因此，对于长期援藏工作者，在面临即将开始的长期低氧生活时，需要进行适当的训练，提高身体的耐受性，尽量降低疾病的风险。因此，他们需要更为规范和系统的适应性训练，训练时间也相对更长。

（1）适应性运动锻炼　适应性运动锻炼是目前国内外公认的预防高原反应、促进高原习服的有效措施，在平原坚持经常性的耐力性锻炼，有助于提高机体对高原环境的习服能力。

对于长期进藏者来说，适应性锻炼最好能在进藏前8周开始。据报道，一般2个月左右中等强度的有氧耐力训练可引起副交感神经活动增强，并相对抑制心脏交感神经活动，对心血管系统和心肺功能有改善作用。其作用表现为在安静状态下，使心跳减慢，血压降低，支气管缩小，节省不必要的消耗。

1）腹式呼吸训练 腹式呼吸是中国传统养生学中常用的呼吸训练方法，即以腹部起伏进行深缓有规律的呼吸运动，有意识延长吸呼时间，达到调节自我身心的目的。腹式呼吸作为一种公认的治疗方法，现在被用来治疗很多身心疾病。

腹式呼吸能扩大膈肌的活动范围。相较于胸式呼吸，腹式呼吸膈肌上下移位要增加 3~8 厘米，从而改善肺通气量，增加血氧含量。在高原低氧环境下，深度腹式呼吸是最直接的改善氧气供应的途径。研究显示腹式呼吸对心血管系统也有明显的作用。腹式呼吸可降低交感神经系统的兴奋性，使内分泌和自主神经系统协调发挥功能，降低应激水平，有效舒缓情绪，这对于减轻入藏后心血管系统的压力、调节进藏者紧张情绪具有较大帮助。此外，腹壁的上下运动加大按摩腹内脏器的力度，使胃肠蠕动增强，可有效改善消化系统的供血情况，提高消化系统的功能，减轻缺氧产生的消化系统障碍。

平原人可以在进入高原前和进入高原后坚持学习并使用腹式呼吸，也可以结合呼吸操、太极拳、瑜伽等形式进行锻炼，加速机体对高原的习服。建议每日至少进行 3~5 次深慢呼吸，每次至少 10 分钟。

2）有氧耐力训练 有氧耐力训练能有效提高肺功能和骨骼肌的有氧代谢能力，多用于运动员的日常训练，以及军队对进驻高原的官兵进行的习服训练中。

有报道表明，经过一段时间的有氧耐力训练后，心率、最大摄氧量、肺活量、肺通气量、血氧饱和度、血红蛋白含量等心肺功能指标都能得到有效改善。这表明有氧耐力训练能够促进进藏人员自身对氧气的利用率，提高其对低氧的耐受程度。

同时，单纯高原缺氧习服过程持久，容易存在右心室肥大等健康问题，而复合运动训练不仅不会加重右室肥大的程度，而且还可显著增强左、右室功能。因此，建议进藏人员在平原地区开始，每天坚持 1～2 小时的有氧训练，有条件的情况下可逐步增加训练场所的海拔高度。数据表明，在海拔 2500 米左右进行有氧训练最为有效。在阶梯习服过程中坚持有氧训练，能够提高习服效率。此外，有氧耐力训练，不仅可以提高自身对氧气的利用率，还可有效减轻高原红细胞增多症，使进藏者血红细胞增多而不黏滞，实现血液全适应。

常用的有氧训练方法有：慢速长跑、快步行走、游泳、长距离自行车等。需要注意的是，应结合自身身体状况制定训练计划，每天 2 小时左右，至少持续 8 周。

3）预缺氧训练 预缺氧也称为缺氧预处理，通常是在长期进入缺氧环境或进入严重低氧环境之前，让机体先短时间进入缺氧环境，以期对后续的更长时间或更严重缺氧性损伤产生一定的抵御和保护效应。预缺氧训练能够有效提高脑缺氧耐受性及机体适应缺氧环境的能力。

1997 年，法国 Robach 等人采用预缺氧方式，利用减压舱，逐步降低环境压力，成功地使 8 个 23 ~ 37 岁的男性健康成年人减压至珠穆朗玛峰高度。还有研究利用减压舱模拟海拔 4000 米和 5500 米进行间断性缺氧，每天 3 ~ 5 小时，缺氧过程中辅以低强度运动，结果显示受试者乳酸－运动量曲线右移，心率显著降低，通气无氧阈显著提高，这提示间断性缺氧可改善通气功能，从而促进对高原的习服。同时，动物实验显示预缺氧减轻了缺氧对大鼠记忆能力、反应能力的损害，延迟或者降低了缺氧对实验大鼠海马区神经元的损伤。遗憾的是预缺氧的临床应用还缺乏统一的方式，国内用得较多的是减压舱法和低氧呼吸器法。

减压舱　可设置模拟预定目的海拔高度，直接而有效。很多国家的登山队都采取这样的方法。但因为设备造价较高，不适合推广使用。有条件的同志，可采取这种方法。

低氧呼吸器法　相较于减压舱，低氧呼吸器法更为简单易行，受条件的约束较小。这里重点介绍高钰琪团队所使用的低氧呼吸器法。

低氧呼吸器的基本原理："预缺氧的关键是采取各种措施反复造成机体一定程度的缺氧。在呼吸过程，呼出气中氧含量低于外界大气中的氧含量，如果将机体呼出气体收集起来，并设法去除其中的二氧化碳，进行重复呼吸，则吸入气氧含量势必降低。如果在此过程中，再控制每次呼吸所补充的新鲜空气比例，则可达到所要模拟的高原低氧环境。（国家专利号：ZL02 222805.5）"

他们经过多次实验，确定了最有效的训练方案："缺氧复合运动法"——用低氧呼吸器复合小步匀速快走的方式进行训练。"低氧呼吸器选定第 3 孔径，步速 125 步/分钟左右，步幅 70~80 厘米/步，每次运动 10 分钟休息 5 分钟，然后再进行下次 10 分钟训练。上、下午各训练 4 次，共 7 天。"在平原连续使用可以达到改善急进高原后的体力劳动能力并使急性高原病的发病率降低。

3. 预防慢性高原反应和高原病

长期进藏人员除了需要应对急性高原反应，促进高原习服之外，还要面对长时间仍未能高原习服以及长期慢性缺氧而发生的脱习服问题。因此，进藏之前针对慢性高原反应和慢性高原病进行准备也是很有必要的。

　　部分人群进入高原三个月后，身体还迟迟不能适应高原环境，仍有部分或全部高原反应症状，可视为慢性高原反应。常见的临床表现有头痛、头昏、失眠，伴有记忆力减退、注意力不集中、食欲减退、体力减退、易疲劳、月经不调、水肿等，症状时多时少，时轻时重，劳累时加重，休息后减轻。因此，在准备进藏前，除了做好各项有助于高原习服的适应性锻炼外，还应针对这一类问题进行适当的准备，例如调整作息规律、制定恰当的锻炼计划、做好工作安排等。也可准备一些喜欢的书籍和音乐，一方面可移情易性，放松心情；另一方面，阅读和音乐有助于睡眠、提高记忆力。此外，促进高原习服的药物，也能为我们提高健康的保障。可准备一些具有益气、活血、安神功效的中成药，以及改善气体交换和运动效率的药物，如醋唑酰胺，它是 FDA 批准的针对高原反应问题的唯一药物。

　　（1）慢性高原病

　　慢性高原病是长期生活在海拔 2500 米以上高原的世居者或移居者，对高原低氧环境逐渐失去习服而导致的临床综合征。在持续低氧低压的环境因素刺激下，肺泡气体交换中血液携氧和结合氧在组织中释放的速度受限，致使机体供氧不足，产生缺氧，并逐渐影响靶器官的功能，导致慢性高原病的发生。移居高原者慢性高原病的发病率是世居者的 5 倍。CMS 的发生与年龄、性别、种族、居住期限、海拔高度等都有着密切的关系。数据表明，健康的汉族青年男性在海拔 4500 米地区居住仅数年就会发生 CMS，而在 5000 米以上，居住一年即可发生。此外，无论是汉族、还是藏族，上班族的发生率远高于牧民、农民。长期进藏人员，尤其是高海拔地区进藏人员是慢性高原病的高发人群。

慢性高原病，有高原红细胞增多症、高原心脏病、高原高血压等不同的类型，临床上以高原红细胞增多症为多见。患者常有头昏、头痛、记忆力减退、心悸、气短、胸闷且活动后加重等表现。也可见食欲不振、视力减退及鼻出血、结膜充血、面部毛细血管显露等多血面容。高原心脏病患者的重点表现为心悸、活动后呼吸困难、胸闷、胸痛及心前区不适等。高原高血压患者则以血压的波动和升高为特征表现。无论哪种疾病的出现，都将对进藏者的身心健康带来较大的影响。

引起慢性高原病的机制有很多，比如呼吸驱动减弱、感染和炎症等。有研究显示，在肺功能基本正常的情况下，长期低氧刺激，可能会引起周围和（或）中枢化学感受器对低氧的反应减弱，从而出现呼吸驱动减弱的问题。感染和炎症也是引起慢性高原病的重要因素，控制炎症可以缓解慢性高原病的症状。有人观察了 76 例慢性高原病患者，发现患者中白细胞增高者占 65.7%，肺部有炎症者占 55.26%，尿路感染者占 18.42%，可见炎症在 CMS 发病中的重要程度。同时，低氧刺激时促红细胞生成素合成与释放调节机制发生紊乱，引起骨髓等造血组织对促红细胞生成素敏感性增强的异常效应也是 CMS 发生的重要原因。此外，高原环境是极端而复杂的，除了缺氧之外，还有寒冷、高辐射、干燥等不良环境因素的刺激，研究显示，这些刺激可作用于机体酶系统和非酶系统，产生过多的自由基，并消耗体内产生的抗氧化剂等物质。

　　基于慢性高原病的临床表现和发病机制，在进藏前，可以适当进行干预，尽量降低慢性高原病的发生概率。干预措施如下。

　　1）减少慢性高原病的易感因素　如上文所描述，慢性高原病具有多种可能的病因和发病机制。针对病因进行干预，是预防疾病发生的重要方式，比如降低炎症的发生率等。引起慢性高原病最为常见的炎症因素就是上呼吸道感染和泌尿系感染。因此，在进藏前，应通过调节体质、增强身体素质等途径，减少感冒、肺炎、泌尿系感染等疾病的发生。

从临床实践中能够发现，容易罹患感染性疾病的人多为平素气血不充盛，或者禀赋不足、肾气不充者。"正气存内，邪不可干"，气虚体弱之人，卫外能力较低，稍有邪气侵袭，即不能抵御。从对慢性高原病的认识来看，中医多认为此病属本虚标实，其关键病机是气虚血瘀痰凝，气虚是此类疾病的本质。可见，调整机体"虚"的状态，对于 CMS 的预防，十分重要。

气虚的基本特点：气虚是由于元气、宗气、卫气等的虚损，出现气的推动、温煦、防御、固摄和气化功能的减退。气虚的人，常见面色苍白、呼吸气短、四肢乏力、头晕、动则汗出、语声低微、易疲劳等症状。易出现感冒、免疫力低下、多汗、多尿等。如果存在这样的健康问题，则应在进藏前进行积极的调理。

合理饮食： 生活中有很多种可以益气补血的食品。如山药、小米、大枣、海参、甲鱼等。合理使用，制成药膳，不但可以改善体质，还可丰富日常饮食内容。

参枣米饭： 大米适量，加党参 10 克、大枣 10 个，制成参枣米饭，不但可以益气补血健脾，还可为寻常米饭加入党参和大枣的甘甜。做法：将党参、大枣泡发煮半小时捞出，用此汤将米饭蒸熟后加入党参和大枣，再蒸 15 分钟即可。也可将参、枣泡好后与大米同蒸。喜欢甜食者，可加少许蜂蜜或白糖。

进入高原后饮食结构突然发生改变，消化系统难以快速适应。如此一来，脾胃受到损伤，不能运化饮食精微，津液无以化生，再加上藏区风大而干燥，阳光辐射强，津液耗伤严重，很容易出现气虚津亏阴损的问题。口鼻黏膜、呼吸道等敏感区域则常见干燥不适的症状，如口唇干燥、鼻干鼻衄、咽干咽痛等。因此，进藏前，可多用益气健脾、生津润燥的食品，并学习此类药膳的做法。这对于高原保健是很有帮助的。

益气老鸭汤：选用鸭肉 250 克、香菇 100 克、鲜山药 250 克、红枣 10 枚、枸杞子 25 克、党参 25 克，当归 10 克。做法：将鸭洗净，切块，略焯，洗净去腥；其余食材分别洗净。植物油烧至八成热，取葱、姜适量，入锅中爆香后捞出，放入鸭块略炒。加入少许料酒，放党参段、当归段、大枣、姜块，加水 1000 毫升左右，大火焖烧 1 小时，加入香菇、枸杞子，改小火煲 30 分钟左右，放入适当调味料即可。

本款药膳中主料老鸭，其肉性味甘、寒，入肺胃肾经，《本草纲目》记载：鸭肉"主大补虚劳，最消毒热，利小便，除水肿，消胀满，利脏腑，退疮肿，定惊痫。"现代营养学认为鸭肉含 B 族维生素和维生素 E 较多，能有效抵御神经炎和多种炎症。B 族维生素对高原反应也具有一定的疗效。辅料山药、大枣益气健脾，枸杞子和党参有良好的促高原习服作用，配以适量生姜温中散寒，还可化解肉食之油腻。诸药同用，共奏益气健脾、养阴散寒的功效，是进藏前调节体质，进藏后促进习服不可多得的饮食佳品。

此外，藏区尤其是高海拔地区，四季不分明，终年寒冷。中医认为，寒性收引，气血运行不畅，易形成瘀血证候。素体阳虚血瘀（平时容易怕冷、手脚凉、饮食喜温、舌淡胖苔白等）的人进藏前，可多吃具有温经散寒活血化瘀功效的食品和药物。

2）日常保健　对于长期进藏人员来讲，在进藏前学习并坚持使用推拿、足浴等日常保健方法，也有助于其更好的习服高原，预防慢性高原反应的发生。

例如推拿时，取穴中脘、天枢、气海、关元、命门、肾俞、百会、内关、足三里、三阴交等穴位，可起到健脾补肾益气宁神的功效，长期做可增强免疫力。

其中腹部穴位如中脘、天枢、气海、关元可采取摩腹的方法，以顺时针方向摩，每次十分钟左右，以微微透热为度。也可采用穴位局部艾灸的方法。长期使用，可使脾胃健运，气血化生有源，提高身体功能，减少缺氧对机体的损伤。

　　头面部穴位如百会、四神聪等，均能起到健脑宁神的作用。长期使用，能消除慢性高原反应记忆力减退、失眠、头昏等不适症状。可用掌心轻摩头部，每次 5 分钟。也可以拇指点压百会、四神聪、风池等穴位，每穴 3 分钟。另外，用手指或者器械轻轻叩击头部，每次 20 ~30 次，也能达到较好的疗效。

　　位于下肢的足三里、三阴交、涌泉等穴位，也是常用的保健穴位。

　　足三里，是"足阳明胃经"的主要穴位之一，位于外膝眼下四横指、胫骨边缘，为强壮保健要穴。中医理论中，足三里可以治疗脾胃疾病、下肢疾患、神志疾病、虚劳诸证等。现代研究表明，该穴有调节机体免疫力、增强抗病能力的作用。

　　三阴交是足太阴脾经、足少阴肾经、足厥阴肝经三经交会穴，位于内踝尖上 3 寸，胫骨内侧面后缘。此穴有健脾利湿、活血化瘀、调和肝脾肾三脏的功效。经常按揉此穴可消除水肿、缓解失眠、调节血压、改善心悸等。

　　涌泉穴是肾经的井穴，位于足心。《黄帝内经》云："肾出于涌泉，涌泉者足心也。"顾名思义，涌泉如同泉眼，肾经之气犹如源泉之水，自涌泉流出灌溉周身四肢各处。因此，涌泉穴在人体防病、治病、保健等方面都显示出独特的作用。

这三个穴位都可用点法、按法进行按摩。三阴交、足三里，按压以有酸胀感为宜，涌泉穴除酸胀感外，以足底透热为度。此外，采用药浴的方法，浸泡下肢穴位，或者用艾条行灸法也可以起到增强体质的作用。

（三）既有疾患者群的准备

青藏高原一向以其旖旎又壮美的自然景观和独特又古朴的民俗文化闻名于世，吸引着无数世人去探寻去领悟。但其严酷的气候环境，给人们进藏的征途增添了很多难题，尤其对于一些既有疾病的人群来讲，进藏前需要更多的准备。

1. 呼吸系统疾患者群

（1）感冒

感冒是最容易发生的呼吸系统疾病之一，进藏前如果感冒，需要尽快进行治疗，治愈后亦不能立即入藏。

这是因为感冒、发热会增加机体耗氧量，在高原低氧环境下，会加重人体缺氧状态。同时感冒病毒可损害呼吸道上皮，诱发高原肺水肿等严重疾患。高原环境可能还会影响机体免疫功能，造成疾病的反复。条件允许的情况下，尽可能休息一个月，待身体完全恢复再入藏。

进藏准备：

1）一般准备事项如上文，不再赘述。为了促进感冒的快速康复，适应性锻炼的强度和时间应有所降低，并保证充足的休息。

2）多饮水，以促进代谢，加速体内有害物质的排出。

3）补充维生素 C。维生素 C 的补充剂以及富含维 C 的水果蔬菜，如橙子、猕猴桃等，能有效缓解感冒症状，促进疾病恢复。

4）远离不易消化的食物，减轻机体负担。

5）感冒后，呼吸道黏膜多有损伤。高原环境干燥，易对黏膜造成进一步的损伤，因此，可携带滴眼液、滴鼻液、润喉片等予以预防。

6）可服具有益气固表功效的中药方剂，如玉屏风散等。该方由黄芪、白术、防风三味中药组成，前两味药以扶正为主，而防风则以祛邪为主。此方一则轻解感冒之余邪，促进疾病恢复；二则加强机体抵御外邪的能力。

（2）肺炎

肺炎是比较严重的肺部感染性疾病。炎症造成的肺部损伤较感冒更加严重。各种感染性因素造成的肺实变致肺通气不足、气体交换障碍、动脉血氧饱和度降低从而出现发绀、胸痛、呼吸困难等症状，进一步导致低氧血症和代谢增强、耗氧量增加等问题。机体发生严重缺氧后，血管壁通透性增加，会出现高原肺水肿的表现，甚至发生脑水肿，最后发展为高原昏迷，产生严重后果。因此，进藏前罹患过肺炎的人，应在积极治愈原发病的基础上，注意休息，合理锻炼，促进肺部损伤的恢复，尽量在进藏前给身体留一个"缓冲期"，并于进藏前再一次进行必要的检测确保疾病完全康复。

进藏准备：

1）复查血常规和肺部 X 线以确定炎症是否完全消退。

2）预防感冒等上呼吸道感染疾病，以避免肺炎的复发。

3）可服用具有养阴清热、润肺生津功效的药物或食物。药物如养阴清肺丸，食物如银耳百合羹、杏仁百合蒸鸭梨等。可将芦根、金银花、鱼腥草、玄参这一类以清肺热为主的药物，与桑叶、百合、杏仁等具有润肺止咳之功的药物以及贝母、桔梗、陈皮一类具有化痰功效的药物搭配使用，如以金银花 10 克、桑叶 10 克、百合 15 克、陈皮 5 克煮水代茶饮，具有清热润肺、化痰止咳的功效，既有利于邪热的排出，又有利于机体正气的恢复。

（3）慢性呼吸系统疾病

慢性呼吸系统疾病包括：慢性气管炎、慢性支气管炎、哮喘、肺气肿、肺心病、肺结核等。

患有慢性呼吸系统疾病，尤其是在疾病的发作期的人，原则上不建议进入高原地区。因为这类疾病都存在着不同程度的呼吸系统感染和炎症，造成肺功能降低、通气量变小、肺循环阻力增高等问题，这一类患者本身已经处于血氧分压降低、氧气不够用的状态，高原的低氧、寒冷环境，对于患者来讲犹如雪上加霜，将进一步加剧机体的缺氧状态。

进藏准备：

1）完善的心肺功能检查，血常规、胸部 X 光片等。明确疾病的状态，处于疾病发作期的患者，严禁进藏。处于缓解期的人，在心肺功能尚可、机体无明显感染的情况下，酌情安排进藏的行程。

2）准备便携的血氧饱和度监测仪，在进藏过程中随时监测自己的心率、温度、血氧饱和度等体征，如有异常立即休息并进行必要的干预治疗。

3）准备便携的制氧吸氧设备。在高原地区，及时的补给氧气是保证慢性肺疾病患者健康的关键。同时，应准备应对疾病发作的药品，如氨茶碱等支气管扩张剂，舒利迭、万托林等解痉平喘药，准备不同类型的吸入剂、祛痰药、糖皮质激素等。

4）呼吸功能锻炼。缩唇呼吸，方法：闭口经鼻吸气，然后通过缩唇，像吹口哨一样缓慢呼气 4 ~6 秒，以降低过快的呼吸频率，增加潮气量，改善肺内气体交换，改善肺功能，防止小气道过早关闭，有利于肺泡残气量排除。

腹式呼吸方法：卧、坐、立位均可，一手放于胸前，一手放于腹部，胸部尽量保持不动，呼气时稍用力压腹部，腹部尽量回缩，吸气时则对抗手的压力将腹部鼓起，同时要注意吸气要用鼻深吸气，呼气时则缩唇缓慢呼气，呼气时间要比吸气时间长 1~2 倍。5分钟/次，可逐渐增加每次锻炼的时间，以身体可耐受为度。

2. 心血管疾患者群

目前已有的临床数据显示，心血管系统疾病是高原地区发病率及病死率最高的疾病之一。从心血管疾病的发病因素来看，缺氧是造成血管收缩、血管内皮损伤、血黏稠等心血管系统危险因素的直接原因。研究证明，血管内皮细胞（VEC）功能紊乱和损害是心血管疾病发病因素之一。在高原缺氧、血液黏度迅速升高等因素作用下血管内皮细胞因血氧供应不足而坏死脱落，同时这些因素又形成新的刺激源，使血管内皮素大量分泌，再度引起血管收缩，加重心血管系统的负担。其危害程度，与海拔高度呈正相关。

此外，缺氧使机体的被动通气增加，肺牵张感受器的刺激增高，反射性抑制迷走神经对心脏的效应，造成心率明显加快，缺氧还可以作为一种应激原，促使交感神经兴奋和儿茶酚胺释放增多，作用于心脏β-肾上腺素能受体，使心率加快，心脏活动加强，静脉回流增加，心输出量增加。缺氧同样是导致右心室肥厚的机制之一。

如果原本就存在心血管系统疾病，高原缺氧环境将极大增加原有疾病的危险，给机体增加巨大的负担。因此，如果心脏存在各种器质性病变，抑或平素即出现明显心律异常或静息心率大于 100 次/分钟，高血压Ⅱ期以上者，最好不要进入海拔较高的地区。

进藏准备：

1）进藏前应准备好便携的吸氧设备、心率监测仪器等，并学会熟练快速地使用这些仪器设备，以便在藏区随时监测自身的生命体征。

2）制定合理的进藏路线，严格执行阶梯习服。进藏前应结合自身身体情况，制定每日的攀升计划，行驶速度不宜过快。采取多休息、多监测的方式前进，以避免骤然增加心脏的压力。

3）心肺功能训练。对于有心血管系统疾病的患者来说，运动量不宜过大，快走和拉伸训练既不受场地限制，亦不需要特殊器械，随时随地都可进行，是不错的选择。

快走可以选择户外走，可借助跑步机等运动器械，也可原地快走，速度大概保持在每分钟 120 步，可依据自身锻炼情况，逐步增加，保持中等强度即可。

拉伸训练，类似于瑜伽运动的一些动作，舒缓的拉伸运动有舒缓情绪，稳定血压的作用。方法：坐在地板（硬板床）上，左腿向左边平伸，右手自头上伸过，够左脚脚尖，右侧亦然。也可以站姿，双手缓缓伸过头顶后，向下慢慢拉伸，用手触地，可逐渐加大拉伸的幅度。

条件允许的情况下，可以学习太极拳、八段锦等传统武术项目，不但可以使心肺功能得到有效的锻炼，而且可以由内而外调节人体气血的运行，有利于疾病的康复。

4）准备适当的药物。如硝酸甘油、丹参滴丸等能够短时间改善心脏供血的药物。高血压病患者，则应按时服用降压药，将血压控制在一个比较稳定的水平。

3. 其他疾患者群

除呼吸系统疾病、心血管系统疾病受高原环境影响较大以外，神经系统的某些疾病，如梅尼埃综合征、失眠、情绪障碍等，也会受高原环境影响。有神经系统疾病的进藏人员在进藏前应理智科学地对自己的身体状态进行评估。

高原环境会加重睡眠障碍，还会对人的学习记忆能力产生一定影响。同时，在低氧的刺激下，容易出现明显的情绪波动，表现为情绪高涨、感情冲动、言语增多、情绪失控等，或情绪低落、精神不振、沉默寡言、行为缓慢等。因此，进藏前，应该注重消除心理上的紧张、恐惧或者过度兴奋状态，以平和的心态面对生活，可以准备安定类镇静催眠药品，也可以学习印度医学中冥想的方法，跟随旋律优美的音乐，放松心情，使机体处在相对平稳的状态。此外，具有养心安神作用的中药也是不错的选择。

存在内分泌系统疾病的人群进入高原地区时也存在着较大的安全隐患。比如甲亢、痛风等。

甲亢患者基础代谢率高，静息心率快，耗氧量大，高原的低氧环境，促使心率进一步加快以满足机体的耗氧量，加重心肺的负担。同时，高原缺氧进一步增加了甲亢患者机体组织缺氧状态，可促进肺动脉内皮细胞和血管平滑肌细胞血管内皮素、尾加压素等的释放，引起肺动脉的强烈收缩，导致肺动脉高压的产生。如果出现高原反应，则很可能向急性高原肺水肿等严重疾病发展。

因此，甲亢患者在进入高原前，也应该完善身体检查。根据自身身体状态，制定进藏计划。同时合理饮食、适当锻炼，注意预防感冒等疾病的发生。

高原环境对痛风患者的影响表现在如下几个方面。

1）尿酸增多。首先，高原气候寒冷，从能量代谢角度来讲，需要增加蛋白质分解以供给机体热量，增加了尿酸的生成。其次，高原的低氧环境，使人体内源性嘌呤产生过多，间接促使血尿酸水平升高。

2）尿酸沉积过多。低氧造成乳酸代谢障碍，竞争性抑制尿酸排泄，加速其在各个器官组织沉积。

3）从高原饮食习惯来讲，高原多为肉食和奶制品等能提供较大热量的食品，也容易引起痛风问题。

因此，痛风患者在进入高原之前，应遵循前文所述的一般性准备事项。携带防寒保暖的衣物，以及营养补充剂，同时，应准备芬必得等解热镇痛药物，以缓解在高原时痛风发作的疼痛感。

（四）特殊人群的准备

青藏铁路的开通，为人们进入西藏享受神圣的民族、宗教文化提供了极大的便利。但藏区特殊的地理和气候条件，还是给人们的健康带来了很多挑战，尤其是老人、儿童、孕妇等特殊的人群。如何才能在享受藏区美景的同时，又不影响自身身体健康状况呢？

对自己的身体情况进行全面的了解，有针对性地进行进藏准备是非常重要的。

1. 老年人

一般来讲，老年人无论是人体功能还是生理功能都逐步走向衰退，因此身体状况对于外界的反应会更加敏感和脆弱。主要体现为以下几点：

（1）气虚血瘀。

现代中医名家颜德馨教授提出人体衰老的本质在于"气血失调，气虚血瘀。"正如《灵枢·寿夭刚柔》所言"血气经络胜行则寿，不胜行则夭"。气血亏虚临床常表现为面色不荣、活动减少、倦怠懒言、恶寒、易感冒等。

（2）阴阳失衡。

《素问·阴阳应象大论》云："年四十，而阴气自半，起居衰矣……年六十，气大衰，九窍不利……"可见，老年人常表现出阴气不足的表现，难以达到"阴平阳秘"的健康状态。

（3）五脏皆衰。

肾气衰退是老年人典型的生理变化之一，如《素问·上古天真论》中岐伯所言："此其天寿过度，气脉常通，而肾气有余也。此虽有子，男不过尽八八，女不过尽七七，而天地之精气皆竭矣。"肾为先天之本，藏精主骨，肾精气不足，则见身倦喜卧、骨松牙脱、耳鸣目花、小便淋漓不尽等衰老之象。老年人"五脏衰弱，脾胃虚薄"，脾胃功能下降，腐熟运化食物的能力下降，气血化生不足，进一步加重气血不足的表现。临床常出现消化不良、纳食减少、大便溏或便秘等症状。

从现代医学角度来讲，老年人由于身体功能逐渐退化，容易患有高血压、冠心病、糖尿病、恶性肿瘤以及慢性呼吸系统疾病等不宜进入高原的疾病。因此进藏前需要进行彻底的身体检查。建议患有此类疾病的老年人不要进藏：各种器质性心脏病，高血压Ⅱ期以上，各种血液病、脑血管疾病，慢性阻塞性肺疾病，支气管哮喘、支气管扩张等。

同时，老年人免疫力和应对特殊环境的能力都有所下降，较容易感冒，若在高原罹患感冒，极易引发严重的急性高原反应。因此，进藏之前，需要更长时间的适应性锻炼，以增强体质。同时，至少提前两周服用红景天等抗缺氧的药物，提高机体对缺氧环境的耐受性。做好保暖防寒的工作也很重要，准备充足的防寒防风衣物，保证老人在藏区适度的体温，预防感冒。此外，抗高原反应药物及吸氧设备的准备、既有疾病药物的按时服用等，都是老年人进藏前的必备工作。

2. 儿童

小儿生机蓬勃，发育迅速，机体处于生长发育最旺盛的时期，中医称其为"纯阳之体"，具有稚阴稚阳的生理特点，如清代名医吴鞠通说："小儿稚阳未充，稚阴未长者也。""阳"指人体的各种生理功能和活动；"阴"指体内精、血、津液及脏腑、筋骨、脑髓、血脉、肌肤等物质。"稚阴稚阳"就是指小儿各种生理功能幼稚和不完善，机体发育尚未成熟，物质基础薄弱。如此则对疾病的抵抗力较差，加上寒温不能自调，乳食不能自节，故容易发病。《医学三字经》说："肌肤嫩，神气怯，易于感触。"且一旦患病则疾病极易传变，正气易于内溃而导致阳衰阴竭。《小儿药证直诀》明确指出："脏腑柔弱，易寒易热，易虚易实。"又如吴鞠通在《解儿难》中所说："小儿肢薄神怯，经络脏腑嫩小，不耐三气发泄，邪之来势如奔马，其传变亦如掣电。"

从现代医学角度来讲，儿童组织器官及生理功能尚未发育成熟，免疫系统、酶系统等都尚未发育健全。因此，儿童对于对高原低氧环境更为敏感，缺氧后比成人更容易引发高原反应，程度也会更剧烈一些，更容易出现呕吐、耳鸣、头痛、呼吸急迫、食欲不振、发烧等高原反应症状。

从平原地区进入高原，环境的骤然改变，幼儿尚不健全的循环和呼吸系统难以迅速适应，一旦诱发高原心脏病等问题，将会对孩子的健康造成极大的伤害。尤其对于肥胖儿童来讲，其自身耗氧量远大于正常儿童，而组织供氧能力却与体重成反比；另外，大部分肥胖儿童存在心搏出量、心输出量下降，总外周阻力增高的问题，肺通气不足的现象也很常见，如果进入高原环境，则很容易产生严重的高原反应。因此，不推荐携幼儿及肥胖儿童进入高原地区。

在携儿童进藏之前，要对孩子进行简单的健康教育，嘱其勿进行剧烈的活动，避免过度兴奋等，尽量减少快速奔跑、大声叫嚷等行为，以降低其对氧气的消耗。告知孩子高原反应是人体在低氧环境中的正常的生理变化，消除其害怕的情绪。

其次，建议不要选择飞机作为进藏交通工具，以避免环境的骤然变化。宜在林芝等海拔较低的地方，略加停留，一方面可以给孩子一个缓冲的时间，另一方面还可让其体会不同海拔高度迥异的自然景观。

再次，要准备热量高，易消化的食品，如巧克力等。保证儿童在路途中能量的供应。

最后，做好预防上呼吸道感染、胃肠疾病的工作。携带常规的退热药、抗生素、助消化药物以及吸氧设备等。

3. 孕妇

孕妇是对环境变化最为敏感的群体之一，高原的低氧环境不但会对母体造成影响，严重的时候还会对胎儿产生较大的危害。

20 世纪 90 年代的临床研究已经证明，缺氧是造成胎儿死亡的重要原因，严重缺氧能引起胎盘早剥、子痫等问题。有研究将高原孕产妇的临床资料与平原地区进行比较，发现高原低氧环境下，妊娠子宫动脉血流量减少，胎儿脐血流灌注下降，影响胎儿的生长发育，使出生婴儿的体重较平原地区轻，胎盘重量明显低于平原地区，围产儿死亡率是正常儿的 4～6 倍。此外，缺氧还会对胎儿产生一定的"印记"作用，资料显示，孕期缺氧会使子代出现内分泌、心血管疾病的概率增大。因此，孕妇如果打算去高原地区，还是需要慎重考虑的。

在进藏之前，要尽量做好如下准备：

（1）准备家用胎心监测仪及吸氧设备。进入藏区后密切关注胎儿的状态。在发生如下胎心改变时，应立即休息、吸氧并尽快就医。①胎动改变。即胎动低于 10 次/12 小时或超过 40 次/12 小时。②胎心异常。正常胎心为 120～160 次/分钟。若超过 160 次/分钟，为胎儿早期缺氧；胎心少于 120 次/分钟，则为胎儿晚期缺氧。

（2）积极预防高原反应及感冒等高原常见疾病。

（3）行程宜有家人陪同，安排宜轻松缓慢，预留足够的休息时间，避免到 4000 米以上的高海拔地区。

（4）旅行过程中，保持舒缓、愉快的心情。多摄食有营养、易消化的食品，尽量减轻身体负担。

（5）孕早期及孕晚期尽量不要进入高原地区，以免影响胎儿发育，造成流产或早产。

总之，孕妇如有进藏打算，应和家人、医生多沟通，制定周全的旅行计划。防止因为不必要的出行给大人和胎儿带来安全隐患。

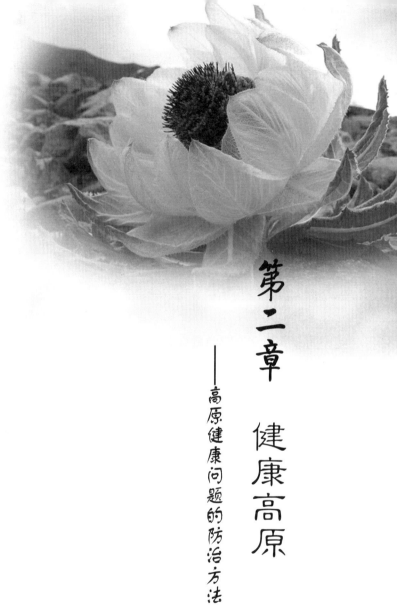

第二章　健康高原

——高原健康问题的防治方法

导 言

　　进入高原后，人们有时会出现很多症状或疾病，如脸颊发红、皮肤干燥、头晕、恶心、呼吸急促、心跳过速等。这些现象与我们的身体适应高原有什么关系？哪些现象提示我们已经出现了高原反应？大家应该如何去自我应对？这是人们进入高原面对的最大的健康问题。只有认识了这些疾病，才能真正地做到"健康高原"。所以，本章节将系统介绍急性高原疾病与慢性高原疾病的症状表现、判断方法以及自我防治方法，为大家在高原的健康生活提供保障。

第一节　急性高原疾病的自我应对方法

一、呼吸系统

（一）呼吸性碱中毒

呼吸性碱中毒是指由于肺通气过度使血浆碳酸（H_2CO_3）浓度或二氧化碳分压（PCO_2）原发性降低，而导致 pH 值增高。其病因有精神性过度通气、代谢性过程异常、乏氧性缺氧、中枢神经系统疾患、水杨酸中毒、革兰阴性杆菌败血症、人工呼吸过度、肝硬化、代谢性酸中毒突然被纠正、妊娠等。

呼吸性碱中毒可见各种神经症状，这些异常是由于碱中毒对脑功能的损伤以及膜应激性增高引起的。此外，呼吸性碱中毒引起的脑血流减少也是神经系统功能异常的原因之一。

1. 诱发因素

（1）缺氧　缺氧造成体内乳酸过多，乳酸刺激化学感受器，促使呼吸中枢兴奋而产生过度通气。

（2）应激反应　机体受到刺激后产生通气过度的应答反应，如休克、重症感染等。

（3）颅内疾病　病变本身侵犯呼吸中枢或缺氧所致。

（4）精神神经因素　如恐惧、癔病等。

其他因素还有肝硬化、代谢性酸中毒、医源性通气过度等。

2. 自我诊断

□ 有换气过度，呼吸加快。

□ 有口干、口唇及四肢发麻的症状。

□ 有心慌、胸闷、气短等心律失常的症状。

□ 有头晕，甚至晕厥、抽搐等脑组织缺氧的症状。

3. 治疗

（1）给氧：高原缺氧患者应给予吸氧治疗。

（2）镇静剂：5％葡萄糖溶液250毫升静脉滴注，肌内注射或静脉注射安定。

（3）静脉注射地西泮、葡萄糖酸钙。

（4）补钾及其他对症治疗。

（二）高原肺水肿

高原肺水肿，是高原低氧暴露后，由于肺循环严重障碍而导致的以肺间质或肺泡水肿为基本特征的一种急性高原病，多发生于进驻海拔 4000 米以上地区 1~7 天内，发病急，病情进展迅速，男性多发于女性。特重病例或持续时间长者心功能将受到影响，甚至发展为心衰。个别病例会发生脑水肿。

1. 自我诊断

高原肺水肿的自我判定法：

参照国际标准（1991 年颁布）及我国情况而制定，方法与急性轻症高原病相似。

自觉不适（症状相当于急性轻症高原病）　0 分：无；1 分：轻度；2 分：中度；3 分：重度、致不能工作。

呼吸困难　0 分：无；1 分：轻度，稍活动即出现；2 分：中度，静坐即产生；3 分：重度、端坐气喘。

咳嗽　0 分：无；1 分：轻度、干咳或少量痰；2 分：中度，痰较多或带血；3 分：重度、大量泡沫状痰。

胸部紧压或壅塞感　0 分：无；1 分：轻度发紧发闷感；2 分：中度紧闷感或伴胸痛；3 分：严重紧塞感，极度憋气。

呼吸次数（可自测或他测每分钟呼吸次数）　0 分：正常，即 20 次以下；1 分：轻度增速，20~30 次；2 分：中度增速，30~40 次；3 分：显著增速，

40 次以上。

根据以上可做出自我判定。

0 分：完全正常；

1 分：提示早期肺水肿可能（符合以上症状 3 项或以上，每项均得分 1 分）；

2 分：已有肺水肿出现（符合以上症状 3 项或以上，每项均得分 2 分）；

3 分：典型肺水肿表现（符合以上症状 3 项或以上，每项均得分 3 分）。

2. 预防及治疗

进入高原之前，要先做严格的健康检查，多了解高原的气候特点，了解有关高原病的知识，消除对高原环境的恐惧心理。注意保暖，防止受寒，防止呼吸道感染。初到高原一周内，要注意休息，休息包括体力和精力两个方面，要减少和避免剧烈运动，逐步增加活动量，避免过度疲劳，增加心脏负担。患过高原肺水肿的人容易再次发病，要提前做好预防工作，准备应急药物，随身携带高原宁、红景天胶囊等。

因本病危重，如出现静息时呼吸困难、咳嗽、咳白色或粉红色泡沫痰，建议立即到当地医院救治。

二、循环系统

常见的循环系统疾病为高原心脏病。

高原心脏病（小儿），又称亚急性高原病，多数为平原出生移居高原（平均1~2个月）后发病。国内学者认为，虽然国外文献迟至80年代末才提出这一概念，但是我国医学界对本病早已有明确描述和认识，认为它是低氧性肺动脉高压、肺血管重构所导致的肺源性心脏病。只不过成人绝大部分呈慢性经过，而小儿绝大多数呈亚急性经过。急性或亚急性患病者，以显著肺动脉高压引起的右心室扩大和充血性右心衰竭为特征。

1. 诱发因素

缺氧是本病的致病因素，缺氧性肺动脉高压是本病发生的主要表现。高原缺氧引起红细胞增多、血液黏滞度增加、总血容量和肺血容量增多，并且缺氧会对心肌造成直接损害。受凉、过度劳累、上呼吸道感染是本病的诱发因素。

2. 临床表现

小儿发病年龄较早，病情进展快。高原地区氧分压低、气候寒冷、温差大等因素使得小儿在胎儿时感受到很大的缺氧刺激，出生后很容易出现缺氧表现。

多数为右心衰表现，初起时夜啼不眠、烦躁不安、食欲不振、腹泻、咳嗽等，继而精神萎靡、颜面苍白、呼吸困难，常有憋气、唇绀、消化道功能紊乱，可出现发作性晕厥，最终出现右心衰、肝大、尿少、水肿等。大多数小儿会合并肺部感染，出现上呼吸道促鼻拥动，口唇指端鼻尖处发绀，心率增快，平均 140 ~ 160 次/分钟等体征。

3. 诊断

根据 1995 年中华医学会第三次全国高原医学学术讨论会推荐的我国现行的高原病分型及诊断标准，高原心脏病（小儿）诊断标准如下：

（1）发病一般在海拔 3000 米以上，少数易感者亦可于海拔 2500 米左右发病。

（2）父母系平原人移居高原后所生育的子女，或在平原出生后移居高原者均易罹患，少数世居儿童也可发病。

（3）两岁以内小儿最为易感，但其他年龄小儿亦可罹患。发病多为亚急性经过（数周至数月）。

（4）主要表现为呼吸困难、紫癜及充血性心力衰竭。有显著的肺动脉高压及极度右心肥大征象（心电图、超声心动图、胸部 X 线摄片、心导管检查，2 项以上证实）。

（5）排除渗出性心包炎、心肌病、先天性心脏病、风湿性心脏病等。

（6）转往海拔低处，病情即有明显好转。

4. 治疗

本病的首要治疗是就地氧疗或转送低海拔地区。绝大多数小儿病例呈亚急性经过，及时转移内地者预后良好。但是因各种原因不能脱离高原环境者容易病程迁延或反复发作，病死率在9.9%~15.1%。本病常需要抗感染、镇静、营养支持等辅助疗法，心力衰竭可加用强心药、激素、氨茶碱及血管扩张剂。具体原则为：

（1）一般治疗　应注意劳逸结合，保证睡眠时间及睡眠质量，适当进行体育锻炼。心功能不全者应注意卧床休息。调整饮食，多食水果和新鲜蔬菜。

（2）氧疗　吸氧是纠正缺氧、提高血氧饱和度、改善心功能的重要手段。给氧需依病情采用间断或持续低流量吸氧。

（3）强心及利尿　有心力衰竭者宜选用强心剂，可选用西地兰、地高辛等，也可合用双氢克脲噻、速尿等。

（4）降低肺动脉压　肺动脉高压是发生高心病的关键，可酌情选用氨茶碱或酚妥拉明等。

（5）抗生素　高心病患者极易并发呼吸道感染，防治感染可依病情酌情选用广谱抗生素或一般抗生素。

（6）脱离高原环境　凡心脏明显扩大，有明显肺动脉高压和心功能严重不全者应考虑转至平原或较低海拔处治疗。

临床发现，在常用血管活性药中，卡托普利、硝酸甘油和酚妥拉明对高原肺动脉高压降压效果最佳。高海拔地区本病心衰顽固者，可采用静脉滴注酚妥拉明。

三、神经系统

常见的神经系统疾病是高原脑水肿。

高原脑水肿（high altitude cerebral edema，HACE）是人体急速进入高原或从高原迅速进入更高海拔地区时，以及久居高原者在某些因素的诱发下导致机体对高原低压性缺氧不适应，因脑缺氧而引起的严重脑功能障碍，属急性高原病中最严重的疾病之一。本病危害重，发展快，如不及时救治或处理不当，可危及患者生命或留下后遗症。

高原脑水肿起病急，临床可分为三期：

（1）昏迷前期：患者在发生昏迷前数小时到2天除有剧烈头痛、心慌、气促等严重高原反应外，主要还表现为大脑皮质功能紊乱，如表情淡漠、精神抑

郁、记忆力减退、视物模糊、神志不清、嗜睡等，部
分患者表现为欣快、多语、注意力不集中、定向力和
判断能力下降等，甚至有幻听、幻视、烦躁不安、大
喊大叫、哭笑无常等精神症状，可伴随如下体征：发
绀、心动过速、呼吸加快、共济失调、走行不稳、循
衣摸床等。如未经及时处理，患者可在数小时内进入
昏迷。也有因急性缺氧发生昏厥，清醒后又逐渐进入
昏迷者。有研究显示，一旦患者出现以下症状，即为
昏迷前兆：

① 头痛加剧、呕吐频繁；

② 神经系统症状由兴奋转为抑制或呈强烈兴奋；

③突发失语，大小便失禁。

（2）昏迷期：突出表现为意识丧失，对周围一切
事物无反应，呼之不应、躁动、呕吐、失语、大小便
失禁、抽搐，甚至出现角弓反张等。瞳孔忽大忽小或
不对称，对光反射迟钝，颈稍有抵抗或强直，四肢肌
张力增强，深浅反射消失。合并感染时体温升高。绝
大多数为轻度昏迷，昏迷时间较短，意识丧失多在数
小时至 48 小时以内恢复，昏迷 7 天以上者较少见，
但也有昏迷时间长达 24 天的。

（3）恢复期：多数病例经治疗后清醒，清醒后主
要表现为头痛、头晕、痴呆、沉默寡言、疲乏无力、
嗜睡、记忆力减退等。恢复时间短者数天，长者数

月。及时治疗，恢复后一般无后遗症。

1. 诱发因素

高原缺氧无疑是发生高原脑水肿的根本原因，即缺氧是其明确病因，但其常因下列因素而诱发。

（1）感染：特别是上呼吸道及肺部感染，可增加机体耗氧量，加重缺氧而诱发高原脑水肿；

（2）过劳、剧烈运动：因过度劳累，机体氧耗量增加，加重缺氧，诱发高原脑水肿；

（3）晕车、能量供给不足：高原缺氧加之晕车呕吐、摄食量减少、能量供给不足、嗜睡等可诱发本病；

（4）情绪异常：精神过度紧张、恐惧、悲愤、急怒等使代谢增加，耗氧量增加，同时交感神经兴奋性增强，都易发生高原脑水肿；

（5）其他：气候恶劣、寒冷以及大量饮酒、发热等均可加重缺氧而诱发此病。

2. 自我诊断

□ 近期抵达高原，且海拔超过3000米。

□ 有剧烈头痛。

□ 有呕吐。

□ 表情淡漠、精神忧郁或欣快多语、烦躁不安，神志恍惚、意识不清、嗜睡、甚至昏迷。

□ 有步态蹒跚。

3. 治疗

（1）昏迷前期：治疗应遵循以下原则：

1）绝对静卧休息，头偏向一侧，保持呼吸道通畅。

2）严密观察呼吸、脉搏、体温、血压及意识状态的变化。

3）给予氧气吸入，以低流量吸入为主。有条件的地方可采用高压氧舱治疗。

4）给予药物脱水治疗。

5）兴奋、烦躁的患者可给予药物治疗。

（2）昏迷期的治疗：

1）保持气道通畅，保证足够的氧气吸入：检查口腔、喉部和气管有无梗阻，并用吸引器吸出分泌物，防止窒息；吸氧可采用经鼻导管或面罩给氧或用高压氧疗法。

2）使用脱水利尿药物，降低颅内压。

3）使用促进脑细胞代谢及改善脑循环的药物。

4）纠正水、电解质紊乱及酸碱平衡。

5）预防和控制感染：高原脑水肿昏迷时间较长的患者，极易发生肺部和泌尿系统的继发感染，故可选用抗生素预防。

6）低温疗法：低温可降低机体耗氧量，它对于减少脑血流量、降低脑组织耗氧量、促进受损细胞功能恢复、消除脑水肿是十分有利的。

7）胃肠外营养：静脉注射人体必需的营养素。

4. 恢复期的治疗

患者经抢救恢复意识后，仍要严密观察其生命体征和意识的变化，防止病情再度恶化，重新进入昏迷。同时要积极预防和治疗并发症，可中西医结合治疗，特别是给予针灸、按摩治疗。能进食者，给予多次、少量流质饮食，保证营养供应。

1）耳针 可选取皮质下、脑点、心、肝、肾、神门、三焦等穴位，每次 3~5 个穴位，常规消毒后，用王不留行子按压，中等量刺激，双侧同时取穴，3日一换。

2）体针 分气虚血瘀、痰湿内盛、肝阳上亢 3个证型，可针刺，也可穴位按压。气虚血瘀主要选取气海、关元、足三里、膈俞、曲池、血海等穴；痰湿内盛主要选取尺泽、丰隆、伏兔、梁丘、阴陵泉等穴；肝阳上亢主要选取风池、百会、行间、太冲等穴。

四、急性高原病混合型

急性高原病混合型，是指高原肺水肿和高原脑水肿并存于同一患者，也称为重型、极重型、特重型或恶性高原病。此型高原病病情复杂，昏迷时间长，有多脏器损害和衰竭，神经系统阳性体征多，临床可见头痛、静息时呼吸困难、胸闷压塞感、不能平卧、咳嗽、咳白色或粉红色泡沫痰，患者感全身乏力或活动能力减低。检查见发绀或面色土灰、肺部有大、中型湿啰音及痰鸣音等。可出现昏迷，昏迷的深度和时间与海拔高度呈正相关，在海拔 4000 米以上易出现昏迷时间长、程度深，病情重，预后差的情况。本症可见脑出血，并发多种感染，病情重，发展快，病死率高。

需特别注意的是，此型临床表现、病理损害、处理措施及预后与单一的高原肺水肿、高原脑水肿均不同。

1. 诱发因素

（1）高原缺氧是发生高原脑水肿的根本原因，缺氧的发生常因下列因素而诱发。感染，特别是上呼吸道及肺部感染；过劳、剧烈运动；晕车、能量供给不足；情绪异常，精神过度紧张、恐惧、悲愤、急怒等；其他因素如气候恶劣、寒冷以及大量饮酒、发热等均可加重缺氧而诱发此病。

（2）高原肺水肿亦与海拔高度的突然升高、登高速度过急、体力活动过大、寒冷或气候改变、饮酒过量、饥饿、疲劳、失眠、晕车、情绪紧张、上呼吸道感染等因素有关。

2. 自我诊断

☐ 近期抵达高原，且海拔超过 3000 米。

☐ 有剧烈头痛。

☐ 有呕吐。

☐ 表情淡漠、精神忧郁或欣快多语、烦躁不安，神志恍惚，意识不清、嗜睡、甚至昏迷。

☐ 有步态蹒跚。

☐ 有高原肺水肿症状。

高原肺水肿的自我判定法（参考前文 P95 页）

3. 治疗

因本病危重，如出现静息时呼吸困难、咳嗽、咳白色或粉红色泡沫痰建议立即到当地医院救治。

强调早发现、早诊断，采取就地救治的原则。应绝对卧床休息，除伴有休克或昏迷外，宜取半卧位，昏迷或咳痰不爽者应辅助排痰。

（1）昏迷前期的治疗　吸氧是治疗和抢救中的主要措施。病情严重者应高浓度（6 ~8 升/分钟）加压给氧。有条件时用高压氧舱治疗。

1）可用氨茶碱降低肺动脉压，改善毛细血管通透性。加入葡萄糖液中缓慢静注，4 ~6 小时后可重复。或用酚妥拉明，加入葡萄糖液中缓慢静注。

2）减少肺血容量可用脱水剂或利尿剂，如 20% 甘露醇静滴，或呋塞米（速尿）静注。

3）降低肺毛细血管通透性可用糖皮质激素，如氢化可的松加入葡萄糖液中静脉滴注。或地塞米松静注、静滴或肌注。大剂量维生素 C 静滴也可应用。

4）吗啡可用于端坐呼吸，烦躁不安，咳大量粉红色或血色泡沫痰之危重患者。肌内或皮下注射，必要时用生理盐水稀释后缓慢静注。但不宜用于呼吸功能抑制以及昏睡、昏迷者。有恶心呕吐等反应不能耐受吗啡。或伴有支气管痉挛者，可用哌替啶肌注。

5）为预防和控制呼吸道感染，宜同时应用有效抗生素治疗。

6）其他措施如去泡剂（乙醇或二甲硅油）的应用，654－2 肌注，或硝苯地平或硝酸异山梨酯（消心痛）含服，硝酸异山梨酯（消心痛）气雾等。

（2）昏迷期的治疗

1）保持气道通畅，保证足够的氧气吸入。

2）使用脱水利尿药物，降低颅内压。

3）使用促进脑细胞代谢及改善脑循环的药物。

4）纠正水、电解质紊乱及酸碱平衡。

5）预防和控制感染。

6）低温疗法。

7）胃肠外营养。

4. 恢复期的治疗

患者经抢救恢复意识后，仍要严密观察其生命体征和意识的变化，防止病情再度恶化，重新进入昏迷。同时要积极预防和治疗并发症，可中西医结合治疗，特别是给予针灸、按摩治疗。能进食者，给予多次、少量流质饮食，保证营养供应。

1）耳针 可选取皮质下、脑点、心、肝、肾、神门、三焦等穴位，每次3~5个穴位，常规消毒后，用王不留行子按压，中等量刺激，双侧同时取穴，3日一换。

2）体针 分气虚血瘀、痰湿内盛、肝阳上亢3个症型，可针刺，也可穴位按压。气虚血瘀主要选取气海、关元、足三里、膈俞、曲池、血海等穴；痰湿内盛主要选取尺泽、丰隆、伏兔、梁丘、阴陵泉等穴；肝阳上亢主要选取风池、百会、行间、太冲等穴。

第二节　慢性高原疾病的自我应对方法

一、高原心脏病

高原心脏病（高心病）以慢性低压低氧引起的肺动脉高压为基本特征，并有右心室肥厚或右心功能不全。它是慢性高原病的一种类型，可分为小儿和成人高原心脏病。本病易发生在 3500 米以上高原，多为慢性经过，个别初进高原者特别是儿童可以急性或亚急性发病，国外称亚急性高原病。急性或亚急性患病者以显著肺动脉高压引起的右心室扩大和充血性右心衰竭为特征，而慢性患病者以右心室后负荷过重所致的右心室肥厚为主的多脏器损害为特征。

1. 自我诊断

高原心脏病是高原病的一种临床类型，是由急性或慢性缺氧直接或间接累及心脏引起的一种独特类型的心脏病。临床多呈慢性发病，个别急速进入高原者也可突然发病。高原心脏病主要表现为：劳力性呼吸困难、心悸、胸闷、头昏、疲乏等，有时咳嗽，少数咳血，声音嘶哑，最终发生右心衰竭。有学者亦报告患者时有头痛、头胀、兴奋、失眠或嗜睡、昏睡等症状。

2. 预防及治疗

在高原地区，高原心脏病虽说比较常见，但只要积极采取预防措施，还是能够预防的。

（1）早期轻症患者，注意适当休息，防寒保暖，避免烟酒，低盐饮食，配用一些镇静剂，血压多可下降。高原上要吃好三餐饭，有一条经验：早吃好、午吃饱、晚吃少同样适用于预防高心病。

（2）高原气压低，水的沸点也低，应该用高压锅做饭，以便吃上热饭、熟饭。注意改善主、副食品种花样，善用调味品，使菜肴味美气香，刺激食欲。

（3）进入高原的人，应进行防寒防冻健康宣教，树立战胜高原疾病的信心。配备防寒用品，如棉衣、皮帽、棉鞋及手套等。在高原行军或旅行时，应勤洗脚，勤换内衣，烤鞋垫，处理脚汗，手脚涂油脂，减少与金属及冰雪的直接接触。注意行进途中的休息活动，如摩擦手脚、就地踏步，避免长时站立。

（4）准备预防高原心脏病的药物，例如阿魏、冰片、杜鹃散、黑云香、沉香等，以上共研细粉，用酥油煮成膏剂擦鼻面部，可对高原心脏病起到预防作用。也可用杜鹃叶、白木香、青稞面、沉香研细粉外熏，也有较好的预防效果。

（5）藏医学中呼吸不畅症中的呼吸困难与高原心脏病的症状类似，药用竹黄、甘草、白豆蔻、荜茇、白糖、蜂蜜，制剂服用。饮食应该进食新鲜的酥油、酪皮、湿地产的肉类等，或有可借鉴之处。

二、高原高血压病

海拔在 3000 米以上的地区，称为高原地区，其特点为气压低，氧分压也相应降低，易导致人体缺氧。高原建设者、边防战士、登山运动员等如未采取预防措施，可引起高原病或高原适应不全症，又称高山病。而高原高血压病是高山病的一种，高原高血压病是指在平原地区血压正常，进入高原后才有血压增高，舒张压在 90mmHg、收缩压在 140mmHg 或以上者。这种患者如返回平原，血压会恢复正常，病会不治自愈。

1. 预防及治疗

（1）提高认识　防治高原高血压应经常接受卫生常识健康教育，消除精神过度紧张，积极配合治疗。高原高血压病的治疗原则与原发性高血压病不同，后者一旦确诊，必须坚持终身治疗，不能中断降压药物，而高原高血压病首先是调整中枢神经，促进人体适应低氧，注意劳逸结合，加强精神心理卫生的"自我保健"。控制高血压是预防动脉硬化及心、脑、肾等重要脏器损害。活动少、喜食油腻食品和高盐饮食等生活方式对疾病康复不利。

（2）注意休息　早期轻症注意适当休息，防寒保暖，避免烟酒，低盐饮食，配用一些镇静剂，血压多可下降。保证充足的睡眠，增强其习服能力，定期复查血压变化，做好体检，有Ⅰ期以上高血压病和心肾疾病者不宜居高原。疗效不显或并发症多，肾脑损害较重者可移往平原地区医治。

（3）西医用药　高原高血压病患者的血压不是一

味地持续增高，这就决定了应用降压剂的原则。对血压增高较显著者，始应给予降压药治疗，用利尿剂及β阻滞剂降压 0 号、复方降压片等。只有以上疗效不显的重症高血压病才考虑应用钙拮抗剂及血管紧张素转换酶抑制剂等。

（4）中医疗法　中药选用生地、山萸肉、枸杞子、茯苓、丹皮、泽泻、钩藤、天麻、牛膝、木瓜、夏枯草、石决明、杜仲、罗布麻等，根据病情症状加减。对大便干燥者，加大黄、芒硝；阴虚重者加玄参、麦冬；失眠多梦者加龙骨、牡蛎、珍珠母；伴有胸痛、胸胁胀满者加柴胡、香附、元胡、川楝。

（5）藏医用药　藏医学中由血引起的头部疾病与高原高血压症状类似，药用三果汤、针刺放血与沾水疗法施治。

三、高原红细胞增多症

高原红细胞增多症是由于高原低氧引起的红细胞过度代偿性增生的一种慢性高原病，也有人称之为高原多血症。其病变多呈慢性过程，后期常伴有全身多系统、器官、组织不同程度的损害。

高原红细胞增多症多发生在海拔 3000 米以上地区，有关其患病率的报道不尽相同。张翠莉等人的研究表明，高原红细胞增多症多见于高原移居人群，少见于高原世居人群，男性发病率明显高于女性，且随着海拔增高，该病发病率逐渐增高。

高原红细胞增多症的患者常说不出准确的发病时间，多在逐渐发生缺氧症状后才去就医。一旦发病便迁延难愈，且在高原低氧环境中不能自愈，转入平原后红细胞、血红蛋白、血细胞比容可恢复正常，症状逐渐消失，再返高原又复发。随着病情的发展，可逐渐引起全身多系统的损害，如：

（1）神经系统症状　头痛、头晕、记忆力减退、失眠或嗜睡等，部分患者有乏力、肢体麻木等。少数重症病例由于脑水肿、颅内高压而发生剧烈头痛、恶心、呕吐，出现意识障碍如思维能力下降、淡漠、对周围事物不感兴趣、易激动等。约半数患者出现耳鸣，极少数病例并发脑出血或形成脑血栓，可出现意识丧失、失语、肢体瘫痪、病理反射等。

（2）心血管系统症状　心悸、气短等，部分病程较长、心脏受累明显的病例可出现左、右心功能不全，以右心功能不全为主，心悸、气短更明显，常发生心前区疼痛，出现下肢或全身水肿、尿少等症状。

（3）呼吸系统症状　夜间睡眠周期性呼吸暂停。有轻微咳嗽，咳少量痰，偶有痰中带血丝，半数患者有胸闷或伴胸痛症状；极少数病例出现剧烈右胸疼痛，提示肺部小血管梗死发生。发生肺动脉栓塞者常因突发呼吸困难、发绀、胸痛、咯血、休克、心力衰竭而危及生命。

（4）消化系统症状　腹胀、食欲不振、消化不良等症状；部分病例可因急性胃黏膜出血或胃、十二指肠溃疡出血而出现相应的症状。腹腔脏器发生栓塞时，可见剧烈腹痛及急腹症等临床表现。

患者还可见以下症状。鼻出血、牙龈出血、视物模糊或视力减退、突发性耳聋等。同时，多数患者呈多血面容，颜面、口唇、两颊、耳垂、手掌、指甲等部位明显发绀，有时兼有水肿，面颊毛细血管扩张呈紫红色条纹交织成网状，眼结膜血管瘀血、迂曲和扩张，形成特殊的面部表现，这种特殊面容被称为"多血貌"。舌质青紫或紫红，舌下静脉扩张如蛇状、色青紫。皮肤可见散在出血点或痕斑，在指甲或甲床的基底部更易见到。指（趾）甲松脆、无光泽，可见到反甲或杵状指。

1. 诱发因素

张翠莉等的研究表明，随着海拔高度的增加，血液中红细胞等指标均相应增加，以适应低压低氧环境，且红细胞等指标的均值随着海拔增高而呈现增高的趋势。因此，高原藏区血常规各项参数的参考范围不能一概而论，应依据当地情况确定。生活在高原的人群，其血液中红细胞数和血红蛋白含量均高于平原值，这有利于提高血液的携氧能力，改善组织缺氧，是机体适应高原低氧环境的有效途径之一。但红细胞的增多也应有一定的限度，不能过度增生。过多的红细胞将使血液黏稠度显著增高，血流减慢、循环阻力增加，从而导致循环障碍并加剧低氧血症和组织缺氧。低氧血症和组织缺氧又反过来刺激红细胞增生，从而形成恶性循环，发展为高原红细胞增多症。

高原红细胞增多症的发生与下列因素有关：

（1）海拔高度　高原红细胞增多症的发病率随海拔高度的升高而上升。这是因为海拔愈高，空气愈稀薄，大气中氧分压亦愈低，从而导致机体缺氧加重，患病率升高。

（2）种族　流行病学研究发现，我国世居青藏高原的藏族人群高原红细胞增多症的发病率显著低于移居汉族人群。

（3）性别　高原红细胞增多症患者以男性多见。

（4）环境因素　在水草茂盛的湖畔或树木较多的河谷居住的人群患病率低，这是因为植物通过光合作用向周围释放出氧气和水分，对高原干燥低氧环境起到调节和改善作用，有利于人体适应高原环境。

（5）职业　耗氧量大的体力劳动者患病率要比脑力劳动者高。

（6）吸烟与饮酒　高原红细胞增多症患者中吸烟比例达 80％；长期大量饮酒的人群，高原红细胞增多症患病率亦较高。

2. 自我诊断

□ 生活在海拔 3000 米以上，且为移居者（少数世居者亦可罹患本病）。

□ 有头痛、头晕、耳鸣的症状。

□ 有食欲减退、乏力、睡眠障碍的症状。

□ 有发绀、结膜充血、皮肤紫红等多血症病状。

□ 转至低海拔处，症状减轻，病情逐渐好转。

3. 治疗

高原红细胞增多症是高原地区常见病，迄今尚无满意的治疗方法。在高原地区本病采取的治疗原则是：提高机体的携氧能力，改善缺氧状况；降低红细胞数，改善临床症状；活血通络，改善微循环。

（1）一般治疗　减少劳动时间，减轻劳动强度，尽可能避免剧烈的体力活动；保证充足的睡眠和休息，以降低耗氧量，这些对稳定病情、减少继发症如高原心脏病、消化系统出血等的发生是有效的；避免刺激性食物，禁烟戒酒，适量补充 B 族维生素和维生素 C 等也很重要。

（2）间歇吸氧　一般采用鼻饲管或面罩给氧，每日 3～4 次，每次 1 小时，氧流量 1～2 升/分钟为宜，轻症病例经吸氧后，SaO_2 增高，发绀及缺氧症状减轻。重症病例只经吸氧治疗无明显疗效。近年来应用高压氧舱治疗本病收到比较满意的效果。

（3）血液稀释疗法 对重症患者暂时无下送条件者可静脉放血 200~300 毫升，1 周后再放一次。

（4）中医中药治疗

1）清泻法 患者临床表现为：头痛、头晕、食少腹胀、胸闷胁痛、尿少而黄，舌质红或暗红，苔黄腻，脉滑数。证属肝胆湿热，可用龙胆泻肝汤加减（龙胆草 30 克，栀子 12 克，黄芩 12 克，生地黄 21 克，车前子 15 克，柴胡 12 克，泽泻 12 克，木通 12 克，当归 12 克，枳壳 12 克，大黄 12 克，甘草 6 克）。

2）活血逐痰法 患者发绀明显，可见唇舌爪甲青紫，系血瘀所致。可用血府逐瘀汤加减治疗（牛膝 15 克，当归 12 克，赤芍 12 克，生地黄 12 克，川芎 15 克，桃仁 12 克，红花 12 克，枳实 12 克，桔梗 12 克，柴胡 12 克，白芥子 12 克，半夏 12 克）；如因寒滞经脉，气机不畅，湿邪内阻，导致气滞血瘀者，可酌加大黄赤芍桂枝汤治疗（大黄 15 克，赤芍 12 克，桂枝 15 克）。

3）补阳活血法 患者可见唇舌爪青紫，舌质淡白胖嫩有齿痕，脉缓，治疗应以温阳、活血为主，可选四逆汤加减（制附子15克，桂枝15克，干姜15克，党参15克，木香15克，丹参30克，红花15克，炙甘草15克，沙参30克）。

4）益气养阴活血法 现代医学证明丹参、党参、沙参对细胞的有氧代谢活性有增强的作用，黄精可增加冠脉血流量，连翘可提高红细胞携氧能力。故选用丹参30克，党参30克，黄精30克，沙参30克，连翘30克治疗。

（5）栓塞出血的治疗 选用活血止血的药物治疗栓塞出血。

（6）降低肺动脉压和减轻右心室负荷。

四、慢性高原病混合型

慢性高原病混合型，是由长期高原低压缺氧所引起的一种慢性综合征。一般在海拔3000米以上发病，发生于久居高原的平原移居者和少数高原世居者。

此型高原病指的是传统分型方案中的"高原适应不全症红－心混合型、红－高－心混合型、红－高混合型"，它涉及多器官多系统的损害，是慢性高原病中最严重的一型。其临床特点为：明显的低氧血症，显著的红细胞增高，重度肺动脉高压。具体临床表现多种多样，可以一个系统的症状为主要表现，也可同时出现几个系统的症状。临床常见症状：头痛、头晕、气喘和（或）心悸、失眠、乏力、局部发绀、手脚心发热、静脉曲张、肌肉关节疼痛、厌食、注意力不集中、健忘。

1. 诱发因素

（1）高原习服失衡　久居高原（海拔 > 3000 米）者机体在神经体液的调节下，逐渐适应高原地区特殊的自然条件，尤其是呼吸和循环系统更为明显，称之为"高原习服"。但是 Monge 病的患者在持续低氧低压的环境因素刺激下，肺泡气体交换中血液携氧和结合氧在组织中释放的速度受限，致使机体供氧不足，产生缺氧，并逐渐影响靶器官的功能，从而导致混合性慢性高原病的发生。

（2）有高原病既往史。

（3）低氧通气反应降低等。

（4）睡眠呼吸暂停和呼吸不全。

（5）超重。

（6）绝经后。

2. 自我诊断

□ 有 30 年以上的高原（海拔 3000 米）居住史。

□ 有 6 ~8 年高原病史，随年龄及居住高原时间的增加，其症状逐渐加重，呈慢性过程。

□ 有头痛、头晕、睡眠差。

□ 有气喘、胸闷、咳嗽及呼吸困难、桶状胸。

□ 有杵状指、甲床下充血。

□ 有口唇发绀。

3. *治疗*

（1）静脉放血疗法　此疗法来自于治疗真性红细胞增多症，因为它能迅速有效地降低红细胞及全血容量，改善症状，减少出血及血栓形成的风险。放血量一般为每次 200~400 毫升，每周 2 次，直至红细胞压积降至正常后，可根据血象改为每 3 个月放血 1~2 次。

（2）治疗性单采红细胞术　采用血细胞分离机进行治疗性红细胞单采术，可迅速降低红细胞压积和血液黏稠度，改善临床症状，单采 1~2 次可获明显效果。

（3）血液等容稀释疗法　每次从静脉放血 300~500 毫升，7 天左右 1 次，共放血 3 次，每次放血后输入等量的稀释液，如低分子质量右旋糖酐、生理盐水等，以保持血容量正常。此方法能使红细胞增多症患者的血红蛋白含量降低，红细胞数量减少，血液黏稠度下降，静脉血流速度增加，减轻静脉淤积，微循环得到改善，从而改变无氧代谢状态。

（4）高压氧治疗　此治疗可提高红细胞携氧能力，增加血氧含量，提高组织器官的氧含量和氧储备，增加组织内氧的有效弥散距离，纠正组织缺氧，从而改善微循环，达到改善临床症状的目的。有研究表明，高压氧能改善脑水肿和脑组织的缺氧状态，促进病灶区脑细胞的生理功能恢复及侧支循环的建立和脑细胞的再生修复。

（5）药物治疗 药物能缓解部分症状，如乙酰唑胺、抗凝药、内皮素受体拮抗剂、吸入型一氧化氮、前列腺素、扩张血管药物、钙拮抗剂、磷酸二酯酶抑制剂等，中草药如红景天、党参、人参、银杏叶等。

某些临床症状在辅以对症治疗药物作用下可完全或暂时缓解。

五、相关皮肤疾病

（一）荨麻疹

荨麻疹是皮肤黏膜突然出现的局限性水肿反应，表现为风团瘙痒，是常见病、多发病，有研究显示，近1/4的人一生中至少得过一次荨麻疹。

患者皮肤出现风团，多数为红色，少数苍白色，亦可仅呈水肿红斑，自觉瘙痒难耐。皮损骤起骤消，持续约数小时至48小时，可局限亦可泛发。部分患者经搔抓或以钝器划刺出现线条状风团，即皮肤划痕试验阳性。

患者体内黏膜亦可出现水肿，血管扩张，发生于胃肠道黏膜可致急性腹痛、腹泻、呕吐等，即所谓腹型荨麻疹，严重者可引起上消化道出血；发生于咽喉部黏膜的荨麻疹可致吞咽及呼吸困难，甚至有窒息危险。

另有寒冷性荨麻疹，在气温突然变冷或接触冷水、冷物后，于暴露部位发生风团，30～60分钟后消失，常伴有头痛，严重者可有低血压及晕厥；日光性荨麻疹，暴露于日光数分钟后局部起风团、红斑，瘙痒，可有畏寒、晕厥、肠痉挛等症状，数小时后消失，对波长300nm左右的紫外线敏感性最高。

1. 诱发因素

（1）外风侵袭是标，人体正气虚弱是本，内外相和而致荨麻疹。

（2）本病亦可由内风所致，如饮食不节，过食鱼腥海味、辛辣动风之品，导致湿热内蕴，化热生风；或素体气血不足，或久病体虚，致冲任失调，营血虚亏，虚热生风。内不得疏泄，外不得透达，风气郁滞于皮毛腠理之间而致荨麻疹。

2. 自我诊断

□ 有反复迅速发生与消退较快的风团损害，剧痒，退后不留痕迹。

3. 治疗

（1）中医治疗

1）风热相搏证 多为急性荨麻疹，热激性、日光性及并发上感、扁桃体炎的荨麻疹。

临床可见风团色红，灼热剧痒，遇热加重，心烦口渴，苔薄黄，脉浮数。治疗宜疏风清热，可用疏风清热饮、消风散、银翘散加减。

2）风寒外袭证 多属寒冷性荨麻疹中的风寒表实证。

临床可见风团淡红或色白，浸涉冷水、遇风寒则发作或加重，常伴畏寒，恶风，无汗，项强，口不渴，苔白，脉浮紧。治疗宜疏风散寒，宣肺开郁，可选麻桂各半汤或赵炳南麻黄方加减。

3）脾胃不和证 多属肠胃型荨麻疹。

临床可见疹色淡红而肿，或形如云片，伴脘腹胀满疼痛，或恶心呕吐，纳呆嗳腐，便结或泄泻，脉濡滑，治疗宜健脾和胃，除湿祛风，可选除湿胃苓汤、芍药甘草汤加减。

4）表卫不固证 多为寒冷性荨麻疹中的风寒表虚证。

临床可见素体气虚多汗，遇冷或遇热出汗又受风则起风团，舌淡苔薄，脉沉细或缓，治疗宜固表祛风，可选玉屏风散、桂枝汤加减。

5）气血两虚证　多见于慢性荨麻疹。

临床常见于素体亏虚，或久病耗伤气血，或年老体虚，产后亏虚者。风团色淡，或疹形隐隐，缠绵日久，劳累易发，午后或入夜后加重，兼见头晕乏力，食少便溏，失眠，面色少华，舌淡苔薄，脉细缓。治疗宜益气养血，祛风止痒，可选当归饮子、八珍汤加减。

6）冲任失调证

常在经前及经期出疹或加重，经后自消或减轻，反复发作，常伴月经不调，经行腹痛、乳房胀痛。风团多见于少腹、腰骶、大腿内侧。舌紫暗或有瘀斑，苔薄，脉弦数。治疗宜调冲任，活血祛风，可选桃红四物汤、二仙汤、丹栀逍遥散加减。

（2）其他疗法

1）耳针或耳穴埋压治疗荨麻疹，可取肺、神门、皮质下、内分泌等，耳穴中尚有荨麻疹点、过敏点，对荨麻疹的治疗有针对性作用。

2）寒冷性荨麻疹用拔火罐的方法有效，取大椎、肺俞、风池、曲池、神阙穴、委中等穴位，留罐30分钟，每日一次，10次为一疗程。

3）西医治疗可选抗组胺药、阻滞介质释放药、肾上腺皮质激素等，亦可选中西医结合治疗。

（二）湿疹

湿疹是一种常见的皮肤病，皮疹有多形性特点，易渗出，瘙痒剧烈，常反复发作，逐渐趋向慢性化。湿疹可发生在不同部位，如耳部、下颌部、阴囊、脐部、手部等。湿疹患者常有过敏体质，属变态反应性皮肤病。

按发病过程及皮损表现，可分急性、亚急性与慢性湿疹三种。

（1）急性湿疹　发病较急速，皮损包括红斑、丘疹、疱疹、糜烂、渗液、结痂。损害中心较周边重，边缘界限不清，瘙痒剧烈。

（2）亚急性湿疹　可由急性湿疹转变而来，亦可开始即为亚急性，红肿渗出较轻，水疱少、结痂及鳞屑较明显，如反复发作常向慢性转化。

（3）慢性湿疹　皮损粗糙，浸润肥厚趋向苔藓化，色素沉着，可长期不愈。亦可在慢性的基础上发生急性加剧。

1. 诱发因素

（1）中医认为饮食不节，脾失健运，湿从内生，易诱发湿疹。心绪烦扰，心火内生，导致血热。心火与脾湿相结合，流窜肌肤，发为湿疹。

（2）西医认为湿疹是由复杂的内外激发因素引

起的迟发型变态反应疾病。机体的过敏素质是重要的内因，也与消化系统功能障碍、内分泌与代谢紊乱、精神神经功能障碍及遗传、病灶感染等因素有关。

2. 自我诊断

□ 皮疹多形性，易渗出，常对称，剧痒。

□ 有易复发的特点。

3. 治疗

（1）中医治疗

1）湿热证型　多属西医急性湿疹。

临床可见红肿灼热，痒甚，湿热加重，水疱、糜烂、渗出多，常伴心烦、口干、口苦、便干、小便黄、舌红、苔薄黄或黄腻，脉弦数或滑数。治疗宜清热除湿，凉血解毒，用龙胆泻肝汤加减。

2）脾虚湿盛证型　多见于西医亚急性湿疹。

临床可见皮损暗红色，渗出少，反复缠绵不愈，常伴腹胀，纳呆，脘痞，胸闷，身重肢沉，小便清，大便不成形或先干后溏，口中黏腻，口干不思饮，舌淡有齿痕，苔白腻，脉滑或濡数。治疗宜健脾祛湿，可用清脾除湿饮加减。

3）血风证型　少数亚急性湿疹属此证型。

临床可见无水疱，抓破津血，而无渗液，常见抓痕血痂累累，即丘疹性湿疹。治疗宜清热凉血祛风，偏风热者见痒性丘疹，遇热加重，舌尖红，苔薄黄，可用荆防汤；偏血热者丘疹潮红色鲜，燥热不安，舌红绛，可用凉血消风汤。

4）阴虚血燥证型　慢性湿疹多数属此证型。

临床可见疹色暗红或灰垢，干燥脱屑，粗糙皲裂，有时少量渗液结痂。治疗宜滋阴养血，除湿润燥，可用四物消风饮加减。

5）风湿瘀阻证型　慢性湿疹中有小部分患者呈现顽湿不化，瘀阻肌肤络脉的多属此型。

临床可见皮损粗厚色暗，日久不愈，舌质紫暗或有瘀斑。治疗宜搜风祛湿，化瘀通络，可用化瘀苍术散加减。

（2）外用中药

1）急性湿疹　有红肿糜烂渗出时，可用中药湿敷（溻渍法），如马齿苋、黄柏、蒲公英、龙胆草，单味或数味合煎（煎液浓度应适当，过浓对急性皮损有刺激），煎液放冷后湿敷。湿敷后可用祛湿散或新三妙散等；如仅有潮红、丘疹而无渗出，可直接用祛湿散或新三妙散外敷，或水调敷。痒重时可加少量止痒药粉，如滑石粉 20 克、黄连粉 10 克、寒水石粉 10 克、冰片粉 2 克混匀外用；急性后期出现落屑时可用黄连膏、清凉膏之类。

2）亚急性湿疹　可选 20％蛇床子膏外敷。

3）慢性湿疹　可选大枫子油或赵炳南研制的稀释拔膏、黑色拔膏棍等。

（三）皮肤划痕症

皮肤划痕症又称人工性荨麻疹，因痒搔抓或钝器划皮肤后，该处即隆起形成风团性划痕。皮肤划痕症分成单纯性划痕和症状性划痕两种。单纯性划痕属正常人的体质异常，约占人群的5%。

症状性划痕分成两种类型：

（1）即刻型　划痕于15秒后出现，15分钟内消失，青霉素为常见过敏原，有研究显示80%的梅毒患者用青霉素治疗时会出现此反应。

（2）延迟型　即刻型反应消失后3~6小时原处再出现反应，6~8小时内达到高峰，损害常碎裂成小段状，同时伴有烧灼感、压痛感，有研究显示某些真菌的代谢产物可引起此种反应。

1. 诱发因素

中医的瘾疹与皮肤划痕症相似。中医认为，瘾疹是由于心火伤血，血不能荣养肌肤所致。

2. 自我诊断

□ 搔抓或钝器划过皮肤后，该处即隆起形成风团性划痕。

3. *治疗*

（1）中医治疗

1）即刻型　多属血热生风证。

临床可见心烦口干，舌红，脉弦。治疗宜清热凉血疏风，可选凉血消风散加减。

2）延迟型　多属血瘀生风证。

临床可见疹色紫暗，舌暗或有瘀斑，女性可见月经有血块。治疗宜祛风通络，活血化瘀，可选桃红四物汤加减。

（2）其他疗法

西医治疗可选抗组胺药、组胺球蛋白、全身紫外线照射等方法。亦可选中西医结合治疗。

（四）皮肤光老化

皮肤光老化主要由环境因素引起，如紫外线辐射、日晒及接触有害化学物质等，其中紫外线的影响尤为重要。引起皮肤光老化的紫外线包括中波紫外线和长波紫外线。光老化可导致严重的后果，80%以上暴露部位的美容问题由光老化引起。有研究证实，临床许多皮肤病如光线性弹力纤维病、日光性角化病、慢性光线性唇炎、日光性雀斑样痣、基底细胞癌、鳞状细胞癌、黑色素细胞瘤等的发生、发展与皮肤光老化有直接或间接的关系。

患者可见皮肤表面粗糙、肥厚、松弛、下垂，有粗而深的皱纹，局部色素沉着斑和毛细血管扩张，原有的几何图形外观明显改变或消失。这些改变常局限于暴露在外界环境的部位，如面部、颈部、前臂和双手等。慢性日光照射还会引起皮肤微循环的改变，早期可表现为毛细血管扩张，晚期皮肤营养性小血管减少，毛细血管网消失，使皮肤外观灰暗、无光泽或呈暗黄色。

1. 诱发因素

（1）光毒外袭

日光中的紫外线过度照射皮肤，即为光毒，是诱发皮肤光老化的主要外因。日为阳，月为阴，日光的性质属阳热。急性紫外线辐射人体皮肤会导致晒伤，出现色素改变，引发炎症及免疫反应，破坏真皮结缔组织。紫外线长期辐射会破坏皮肤正常结构，最终导致皮肤提前老化（光老化）和皮肤癌。

（2）禀赋不耐

有两层含义，一是指人的先天禀赋弱，身体憔悴，腠理不固，抵御光毒侵袭的能力弱；二是指人的特殊体质，体质敏感的人接触或进食某些光敏感性物质（指某些引起皮肤过敏的物质），会引发和加重皮肤光老化。

（3）腠理不固

皮肤是人体表面最大的保护器官，是抵御外邪的主要屏障。若卫气充盛，则表现为肌肤腠理致密，外邪不易侵入；卫气不足，则肌肤粗疏，腠理失密，邪气易乘虚而入，引起疾病。皮肤光老化的外邪主要是光毒，当机体卫外功能减弱，不能抵御光毒侵袭，则易发生皮肤光损伤甚至光老化。

（4）饮食不节

光敏感的人进食光敏感性食物易诱发和加重光老化。例如有一种皮炎被称为"植物—日光性皮炎"，此类皮炎患者进食荠菜、莴苣等光敏感性食物后，易出现与皮肤光老化前期症状相似的症状——颜面、手背等暴露部位红肿，继而出现瘀斑，皮肤灼热，瘙痒等。中医称之为"花草疮"。此外，过食肥甘厚味、嗜酒，致使脾胃运化失司，湿热内蕴，也易引起皮肤光老化。

2. 自我诊断

目前临床上常用 Glogau 分型法对光老化进行诊断。该法将光老化分Ⅰ、Ⅱ、Ⅲ、Ⅳ型。

□ Ⅰ型："无皱纹"，早期光老化，年龄 20 ~30 岁，表现轻微色素沉着，没有角化，少有皱纹；

□ Ⅱ型："运动中皱纹"，早期到中度光老化，年龄 30 ~40 岁，可触摸到皮肤有轻微角化，但角化不明显，可有早期老年性雀斑样痣，开始出现平行的笑纹；

□ Ⅲ型： "静止中皱纹"，晚期光老化，年龄50～60岁，表现为明显的色素异常，毛细血管扩张，角化明显，脸上没有表情或面部肌肉不收缩时也可见皱纹；

□ Ⅳ型： "只有皱纹"，60～70岁，表现黄灰皮肤，全是皱纹，无正常皮肤，有可能发生皮肤恶变，呈 "饼状或碎裂状"，化妆无用。

3. 治疗

（1）中医治疗

1）补肾填精法　单味药可选用杜仲、鹿茸；复方可选佳蓉片、悦容丹、神仙驻颜延年方、黄芪六一散、生脉散、延龄固本丸和龟龄集等。

2）健脾补肺益气法　单味药可选用人参、黄芪、绞股蓝、红景天；复方可选玉屏风散、敦煌养颜面脂等。

3）活血化瘀，祛痰通络法　单味可选用雷公藤、巴豆、红花、瓜蒌、黄芩等；复方可选桃红四物汤、二陈汤等加减。

（2）西医治疗

1）维甲酸　有0.05％全反式维甲酸润肤霜和第三代维甲酸新药——他扎罗丁等。

2）曲酸　市面上销售的有含曲酸的皮肤增白剂。

3）面部化学剥脱。

（3）激光治疗

有点阵激光、强脉冲光（IPL）、射频（RF）技术等。

（五）晒斑

晒斑是一种由于日光过度照射后，在被晒部位发生的皮肤急性炎症，春夏季多见，任何人受烈日曝晒后均可发病。多见于高原地区居民、雪地勘探工作者、盛夏在野外长途跋涉者及水面作业者。

患者的红斑可于曝晒后30分钟内发生，但个体差异较大，有人于曝晒后数小时便在暴露部位出现猩红色斑，水肿明显，可出现水疱、渗出、糜烂。而有些人第一次无红斑，待下次曝晒后反应才出现。一般先出现局部发热或灼热感，继而皮肤牵引灼痛或触痛，轻者可忍受，重者往往不能安睡，甚至连触碰衣服及床单也疼痛难忍，一般于1~2天后消失。弥散性水肿伴皮肤绷紧样肿胀者，常持续数天，继而出现糠秕样或大片状脱屑。非曝光部位皮肤如背心遮盖部位皮肤则正常。再次接触后红斑的反应性不如初次敏感，疼痛也减轻。严重者可有眼睑水肿、结膜充血、寒战发热、恶心及心动过速，甚者发生中暑或休克等较为严重的全身症状，一般需7~10天方可恢复。急性期后，皮肤可发生色素沉着。

1. 诱发因素

（1）中医认为本病的发生系日光之毒侵袭肌肤所致。盛夏酷暑，人体被日光曝晒，造成热毒外袭肌肤，伤及体表，毒蕴于肌肤，可见焮红肿痛；若暑热挟湿、蕴结肌肤，则可见先痛而后起燎浆大疱。

（2）西医认为以下因素易诱发本病：

1）晒斑光谱　引起本病的晒斑光谱为波长在290~300nm 的中波紫外线。晒斑光谱约一半直接作用于皮肤，另一半通过大气层散射而来，因此，雾天也有可能发生晒斑。夏季上午10点至下午2点时中波紫外线最强，易引起晒斑。

2）热量　光线的散热量与周围环境密切相关，如雪地可反射80%~85%的热量，沙滩反射20%的热量，而水面则几乎100%反射热量，因此避免发生晒斑要远离雪地和水面。

2. 自我诊断

□ 有日晒史。

□ 局部皮肤出现猩红肿胀色斑甚至水疱、大疱或色素沉着、脱屑等。

□ 与季节有明显关系。

□ 患者自觉皮肤疼痛及烧灼感。

□ 组织学上有晒斑细胞出现。

3. 治疗

（1）中医汤剂治疗

1）热毒侵袭型

临床可见皮肤焮红肿胀，灼热刺痛，伴身热头痛，口干溲赤，舌红苔薄黄，脉数。治疗宜凉血清热解毒，可选用皮炎汤加减。

2）湿热蕴结型

临床可见皮肤红肿，水疱集簇，疱破后脂水淋漓，痛痒难忍，胸闷心烦，头痛身痛，舌红，苔薄黄腻，脉滑数。治疗宜清热利湿，可选用龙胆泻肝汤加减。

（2）中药单、验方治疗

1）马齿苋60克、生地榆（或黄柏）60克，煎汤内服。

2）青蒿60克，捣碎冷水冲之，取汁饮用。

（3）外用中药治疗

1）青蒿60克，捣汁冲服后药渣外敷。

2）柏黛散：黄柏、青黛等份，研细为末，香油或醋调敷患处。

3）三黄洗剂：大黄、黄芩、栀子、甘草、芒硝煎汤敷于患处。

4）玉露膏：寒水石、石膏、甘草薄敷患处，对水疱集簇未破者有效。

5) 生地榆、马齿苋等份煎汤外敷，每日 2 ~3 次，每次 10 ~30 分钟，对疱破渗出及糜烂者有效。

（4）针灸治疗

1）体针：天柱、百会、风池、肺俞、足三里。

2）耳针：肾上腺、神门、内分泌、大肠。

3）穴位注射：大椎、曲池。

（5）西医治疗　可选抗组胺药内服、炉甘石洗剂外用，亦可选中西医结合治疗。

（六）多形性日光疹

多形性日光疹是皮肤对日光照射的一种迟发性过敏反应。好发于曝光部位，皮疹呈多形性，反复发作。女性发病率明显高于男性。从事户外工作的人发病较多，并有明显的季节性——春夏重，秋冬轻。我国拉萨发病率较高，其在皮肤病中的构成比为 4.9%，占第 4 位。

皮疹好发于春夏季，日晒后成群出现，伴瘙痒，潜伏期为 2 ~5 小时不等。皮疹易发于额部、颧部、颊部、颈部、上胸 "V" 字区等曝光部位，皮损形态多种多样，可有红斑、丘疹、结节、水疱、渗出、糜烂、结痂、脱屑及苔藓样变等。临床将其分为三型。皮疹常以某一形态为主，有时三型可同时存在。

（1）红斑型或斑块型　皮疹初起时有瘙痒，继而出现境界清楚的红斑或暗红色大小不等的水肿性红斑，稍有浸润，毛囊口不扩大，偶有毛细血管扩张，皮疹消退后，可有或无色素沉着，可反复发作。有瘙痒或疼痛等自觉症状。

（2）湿疹型　皮肤潮红、肿胀、有丘疹、水疱、渗出、糜烂、结痂、脱屑或苔藓样变，类似湿疹样表现，非暴露部位也可有皮疹。自觉瘙痒。

（3）痒疹型　面部或上肢曝光部位出现红斑、丘疹及小结节，有时可有风团样皮疹。久之，可出现苔藓化及色素沉着，偶有紫癜及毛细血管扩张。自觉甚痒。

1. 诱发因素

（1）红斑阈降低　该病不仅在晒斑光谱内发病，长波紫外线及可见光也可诱发本病。

（2）微量元素缺乏　有研究表明，血清中锌、铜等微量元素含量偏低，使其参与的皮肤 DNA 切除、修复过程受阻而易发生炎症反应。

（3）光照过度　由于过多光照射而产生的光代谢产物堆积于皮肤，在紫外线作用下发生迟发性光敏反应。

中医认为本病系患者禀赋不耐，腠理不密，热毒熏蒸肌肤所致。

2. 自我诊断

□ 皮疹发生于暴露部位，如颜面、手等处。

□ 反复发作，病程较长。

□ 与季节明显相关。

□ 青年女性多见。

3. 治疗

（1）中医汤剂治疗　中医认为，治疗本病宜清热祛湿，凉血解毒。可选清热除湿汤加减。

（2）中药单、验方治疗　青蒿蜜丸（10克/丸），每次2丸，每日2~3次。

（3）外用中药治疗

1）止痒粉　老松香30克、官粉30克、枯矾30克、乳香60克、轻粉15克、冰片10克、密陀僧15克、炉甘石30克。上研细末，混匀外敷。

2）如意金黄散30克、化毒散1.5克，加鲜马齿苋或鲜白菜帮捣烂，调成糊状外用。

（4）针灸治疗　取百会、风池、风门、肺俞、足三里等穴。

（5）西医治疗　可选抗组胺药、维生素等内服，避光剂外用，亦可选中西医结合治疗。

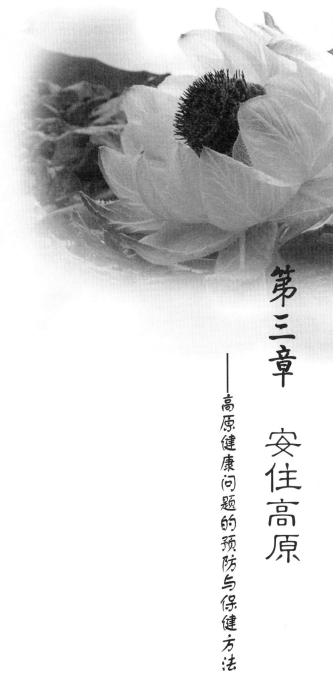

第三章 安住高原

——高原健康问题的预防与保健方法

导　言

　　很多人进入高原之后可能并没有发生相关的高原性反应或疾病，但是也心中惴惴不安，希望能有一些可行的方法去预防高原特殊疾病的发生，以及利用简便的养生方法进行高原保健，达到"安住高原"的目的。因此，本章节将对一些特殊的高原疾病的预防方法进行详细的介绍，同时为大家提供一些简单易行的养生保健方法，为大家"安住高原"保驾护航。

第一节 高原特殊疾病的预防方法

一、高原缺氧

一般来说，高原低氧是高原地区低气压和低氧分压气候特点的统称。随着海拔的升高和氧分压的下降，肺泡气体氧分压和动脉血氧度也降低，尤其在海拔 3000 米以上地区，由于供氧不足而使机体产生头昏、头痛、恶心、呕吐、心慌、气短、烦躁、食欲减退、失眠、乏力等一系列不适感，而导致高原缺氧。缺氧可导致人体各系统功能、新陈代谢，甚至形态的改变，严重时可危及生命。在海拔 5000 米以上时，体力和脑力劳动能力明显下降，甚至丧失。缺氧可分为供氧不足和用氧障碍两大类。

1. 自我诊断

缺氧的主要表现为头痛、头昏、心慌、气短、食欲不振、恶心呕吐、腹胀、胸闷、胸痛、疲乏无力、面部轻度水肿、口唇干裂、鼻衄等。有的人出现异常兴奋，如酩酊状态、多言多语、步态不稳、幻觉、失眠等。情况严重的可出现抽搐、昏迷和肺水肿。危重时血压增高，心跳加快，甚至出现昏迷状态。如得不到及时救治可危及生命。

2. 预防及治疗

高原低氧对人体健康有一定影响。随着移居海拔高度的升高和移居时间的延长，其损害加重。然而有学者的研究表明，在海拔 3000 米左右高原生活 1~2 个月，对大多数人的身体健康是有益的。苏联曾把疗养院建在海拔 3500 米处，用于治疗哮喘病，收到明显效果。国内有些单位也开展了在低压舱（模拟海拔3000 米）治疗哮喘的工作，也收到了较好的效果。其原因是：高原空气净化，过敏源显著减少；轻度低氧可调节内分泌系统；改善冠状动脉循环；经常接触低氧刺激，机体可对低氧产生耐受性，一旦机体严重缺氧，它将会很快发挥作用，以防缺氧的打击。因此，短期在高原工作和生活，在某种程度上可能是有益的。

高原缺氧以预防为主，一部分平原人进入高原后，由于低氧刺激，机体会通过自身的生理调节发生一系列代偿性反应，如肺通气增强、红细胞和血红蛋白增加、血红蛋白氧解离曲线右移、毛细血管增生等，改善机体供氧和利用氧的情况，以适应高原低氧环境，最终达到新的内外环境统一。此外，个人体质因素、精神状态、营养状况、生活习惯等均影响高原缺氧习服的程度。

在进入高原前，在医务人员的指导下适当地服用一些药物，例如复方丹参滴丸、复方党参片、人参、西洋参切片、红景天制剂等，可有助于人体适应高原低氧环境。此外，我国藏药种类多、分布广、资源丰富，如红景天、雪莲、沙棘、唐古特青兰、蕨麻、莪达夏等均具有抗缺氧作用。

进入高原后，如果机体缺氧症状明显，可在必要的时候适当吸氧，改善缺氧状态，缓解心肺负荷。旅途中或睡觉前适当吸氧也是有必要的。要消除紧张情绪，自我缓解尤为重要。注意休息，降低机体耗氧量可以减轻缺氧症状。此过程中，合理膳食有利于缩短适应缺氧环境的时间，要做到饮食有规律，定时定量，提倡食物多样化，不偏食，真正做到《四部医典》中所说的："治病调养身体有良方，欲学活命饮食点为纲。食物饮料善用保性命，低剩病变时常把命伤。"此外，还要注意对症治疗，同时加服复合维生素等有利于治疗的药物，口服红景天、党参片等以增加机体的低氧耐力。

如果病情严重，出现严重胸闷、呼吸困难、剧烈咳嗽、咳粉红色泡沫痰，或神志淡漠、反应迟钝甚至昏迷，应及时去附近医院进行抢救并对症治疗，症状好转后尽可能送往海拔较低的地区。

总之，对于高原缺氧，大部分人可通过自身调节逐渐适应，只有一小部分人会产生一系列的临床表现。而且，人体对缺氧的耐受性也受到很多因素的影响，如年龄、个人差异等。

二、高原肺水肿

高原肺水肿是指近期抵达高原（一般指海拔3000米以上），出现静息时呼吸困难、胸闷压塞感、咳嗽、咳白色或粉红色泡沫痰，患者感全身乏力或活动能力减低。

1. 自我诊断

发病多见于海拔3000米以上地区。初次进入或重返高原者，在进入高原1~7天内起病，乘飞机进入高原者多在3天内发病。临床表现有头痛、静息时呼吸困难、胸闷压塞感、不能平卧、咳嗽、咳白色或粉红色泡沫痰，患者感全身乏力或活动能力减低。检查见发绀或面色土灰、肺部有大、中型湿啰音及痰鸣音等。

2. 预防及治疗

进入高原之前，必须做严格的健康检查。多了解高原的气候特点，了解有关高原病的知识，消除对高原环境的恐惧心理，对心理和体质进行适应性锻炼。

如有条件，最好在低压舱内进行间断性低氧刺激与习服锻炼，以使机体能够对由平原转到高原缺氧环境有某种程度的生理调整。目前认为除了对低氧特别易感者外，阶梯式上山是预防呼吸内科常见疾病的最稳妥、最安全的方法。专家建议，初入高山者如需进入4000 米以上高原时，一般应在2500～3000 米处停留2～3 天，然后每天上升的速度不宜超过600～900米。到达高原后，注意保暖，防止受寒。头两天避免饮酒和服用镇静催眠药，不要做重体力活动，但轻度活动可促使习服。初到高原一周内，要注意休息，逐步增加活动量，减少和避免剧烈运动，避免过度疲劳。主张多用高碳水化合物饮食，进食鲜酥油与鲜肉类等。上山前使用乙酰唑胺、地塞米松、刺五加、复方党参、舒必利、高原宁、红景天、竹黄药糊、八味檀香方、八味雪灵芝方等药对预防和减轻症状可能有效。如果出现轻微的高原反应，一定要服用速效的抗高原反应的保健品，如奥默携氧。此外，患过高原肺水肿的人容易再次发病，在进入高原前要携带必备药物。

　　因本病危重，如静息时出现呼吸困难、咳嗽、咳白色或粉红色泡沫痰，建议立即到当地医院救治。

三、高原肺心病

肺心病是指由于肺组织、胸廓或肺血管病变引起的肺循环阻力增加、肺动脉高压，进而造成右心室肥大，甚或右心衰竭的一类心脏病。其病因常由慢性阻塞性肺病引起，当发展至肺心病阶段，其5年生存率仅20%~70%。

慢性肺源性心脏病是由肺、胸廓、慢性支气管或肺动脉血管的慢性病变导致肺循环阻力增加、肺动脉高压，进而使右心肥厚、扩大，伴或不伴右心功能衰竭的心脏病。急性肺源性心脏病主要是由肺动脉主干或其主要分支突然栓塞，肺循环大部受阻，以致肺动脉压急剧增高、急性右心室扩张和右心室功能衰竭的心脏病。高原低氧环境对高原肺心病的发生、发展、治疗和预后等诸方面都有重要影响。

肺心病可按其功能的代偿期与失代偿期进行分述。

（1）肺、心功能代偿期（包括缓解期）

此期主要是慢性阻塞性肺疾病（简称慢阻肺）的表现，如慢性咳嗽、咳痰、气急，活动后心悸、呼吸困难、乏力和劳动耐力下降。体检可有明显肺气肿征，听诊呼吸音减弱，偶有干、湿性啰音，下肢轻微水肿，下午明显，次晨消失。心浊音界常因肺气肿而不易叩出。心音遥远，但肺动脉瓣区可有第二心音亢进，提示有肺动脉高压。三尖瓣区出现收缩期杂音或剑突下示心脏搏动，多提示有右心肥厚、扩大。部分病例因肺气肿使胸膜腔内压升高，阻碍腔静脉回流，可见颈静脉充盈。又因膈下降，使肝上界及下缘明显下移。

（2）肺、心功能失代偿期（包括急性加重期）

本期临床表现以呼吸衰竭为主，有或无心力衰竭。

肺心病的诊疗：

1. 自我诊断

慢性肺源性心脏病主要表现为慢性阻塞性肺气肿。表现为咳嗽、咳痰、喘息、活动后感心悸、气短、乏力和劳动耐力下降。

急性肺源性心脏病表现为胸闷、心慌、气短、头痛、乏力及腹胀等。严重者出现右心衰竭、心慌、气短、颈静脉怒张、肝大、下肢水肿，甚至出现全身水肿及腹腔积液。

2. 预防及治疗

由于高原地区肺心病发病率高，发展快，病情较重，故积极加强对本病的预防是非常重要的，主要措施如下：

（1）中药扶正固本

祖国医学认为内伤咳嗽与肺、脾、肾三脏关系密切，其标在肺，其本在脾、肾，故采用补益肺气和健脾益肾等固本药物，调动内因，提高机体抗病能力，对防治肺心病有一定疗效。常用药物有固本丸、六味地黄丸或金匮肾气丸、河车大造丸、生脉散、丹参制剂、灵芝制剂等，需长期口服。

（2）藏药对症治疗

藏医学中肺溢水的症状与肺水肿类似，可服用甘草、姜黄制剂，然后催吐，再用甘草、沿沟草、大株红景天、芦根、银珠、川西千里光、红花、白糖、牛乳煎汤服用。

（3）积极治疗慢性口、鼻、咽腔炎症

这类疾患在高原地区发病率甚高，是引起反复感冒和慢性支气管炎的病灶，故应及时检查，积极治疗。

（4）戒烟

国内外大量的调查资料证明，吸烟者中慢性支气管炎的发病数比不吸烟者要高 2~8 倍，因此引起肺气肿、肺心病的机会就多。在高原长期大量吸烟，一则会加重支气管纤毛上皮结构的损伤，并使肺通气功能、弥散功能减退；二则可加重缺氧，危害更大。因此对于患有慢性支气管炎、肺气肿、肺心病者，戒烟有重要意义。一般在停止吸烟后，高原缺氧症状会好转，由吸烟造成的肺功能和肺组织的损害，也可逐步恢复正常。

（5）体育锻炼

锻炼身体，增强体质，防病于未然，是贯彻"预防为主"方针的重要内容，也是预防肺心病积极有效的措施。可以进行四季耐寒锻炼，机体在长期寒冷的刺激下，可以通过内部的调节作用，提高耐寒的能力，产生对寒冷的适应性，加强整体和上呼吸道的抵抗力。还可以进行运动锻炼，如早晚散步、小跑步、广播操、太极拳、轻体力劳动等。应根据身体状态、年龄区别情况，适当掌握锻炼方式、方法和运动量，循序渐进。其中太极拳最适于老年及体弱者，坚持太极拳锻炼者肺脏弹性及呼吸肌张力较好，胸廓活动度大，可以改善呼吸功能。

（6）呼吸锻炼

主要是通过腹式呼吸，以增强膈肌的力量，使呼吸时横膈活动度增大，增加肺泡通气量。呼吸锻炼同时可配合躯干、四肢及肌肉关节的全身性活动，并可配合户外耐寒锻炼，以增强体质，提高抵抗力，促进疾病的治愈与劳动力的恢复。通过呼吸锻炼，可以消除或改善呼吸功能不全，增加肺活量，减少残气量，阻止肺气肿进一步发展。锻炼外呼吸，刺激内呼吸，有利于改善缺氧，促进血循环，消除瘀血，改善心肌及其他脏器的血液供应。

四、高原高血压

高原高血压是指在平原地区血压正常，进入高原后血压增高，舒张压在 95mmHg，收缩压在 160mmHg 以上者。患者如返平原，血压又会恢复正常，不治自愈。高原高血压在高原地区患病率为 6.9%～7.5%。

1. 临床表现

（1）移居高原 1 年以上，血压仍高，伴有头痛、头昏、失眠、心悸、气短等症，眼底检查视网膜动脉痉挛变细，心电图及 X 线检查示心肌肥大。

（2）血压波动较大，约 1/3 可自动恢复正常。

（3）本病应与原发性高血压鉴别。在高原地区鉴别二者不易，但患者一旦转至低地，不需特殊处理，血压可于数日或一两个月内逐渐降至正常，重返高原后血压又升高，此为诊断高原高血压的有力佐证。

2. 预防及治疗

（1）合理膳食

初到高原，环境发生了特殊变化，人体生理状况也随之发生了改变，能量消耗明显高于平原，因此合理膳食尤其重要。主食尽量以低盐，软、流食为主，辅以清淡、富含维生素的蔬菜和水果，不可暴饮暴食。蛋白质、脂肪和碳水化合物要均衡食用。因高原蔬菜较少，可适量补充维生素。

（2）适量运动

进入高原之初不要过于兴奋，要保证休息，不宜做剧烈运动，最好不要提重物或跑步，避免劳累。起床后稍作休息再进食，饭后不宜做过多和过重的活动。保证充足的睡眠，增强习服能力，定期复查血压变化，做好体检，有Ⅰ期以上高血压和心肾疾病者不宜移居高原。高血压疗效不显或并发症多、肾脑损害较重者可移往平原地区医治。

（3）戒烟限酒

高原属于低氧区域，吸烟会减少氧气在肺内的交换，进一步加重缺氧。烟中尼古丁有收缩血管作用，容易使血压升高，心率增快，加大心脏负荷；烟碱可使肺动脉压升高，加重右心负担。饮酒可加重机体急性缺氧，高浓度酒还可抑制心脏功能，加重高原反应。

（4）心理平衡

在平素要培养对自然环境和社会的良好适应能力，经常接受卫生常识健康教育，避免情绪激动及精神过度紧张、焦虑、恐惧、兴奋等，遇事冷静、沉着。

（5）对症治疗

早期轻症患者注意适当休息，防寒保暖，避免烟酒，低盐饮食，配用一些镇静剂，血压多可下降。血压显著增高者应给予降压药治疗。中药复方中可加人参、杜仲、罗布麻（或罗布麻片），配合针刺曲池、太冲、风池等穴。

五、皮肤疾病

（一）荨麻疹

荨麻疹是指皮肤黏膜突然出现的局限性水肿反应，表现为风团瘙痒，是常见病、多发病，预防荨麻疹要注意以下几点：

1. 饮食　患者不宜食鱼腥、海味、辛辣食品，如已发现对某食物过敏应绝对禁食。

2. 气温　注意气温变化，适当调摄寒温与生活起居，加强体育锻炼，提高对冷热的耐受力。

3. 遮光　日光性荨麻疹可适当使用遮光剂。

（二）湿疹

湿疹易于反复发作，急性湿疹时有渗出，易继发感染，给患者带来很大痛苦。预防湿疹的发生应避免外界不良刺激，不用热水肥皂烫洗，避免搔抓，内衣避免化纤及毛皮制品，饮食避免刺激性食品。消除精神紧张，保持大便通畅。总之，湿疹要注意以下几点：

1. 避风邪

适时添减衣物，避免受风。

2. 避湿气

避免生活在潮湿阴暗的环境中，以免感受湿邪。

3. 择饮食

饮食方面禁食鱼虾海味等发物；禁食湿热食品，如蘑菇、巧克力、羊肉、狗肉、酒及辛辣刺激食品；少吃动物性脂肪及含胆固醇多的猪头肉等；多吃豆制品、新鲜蔬菜水果及瘦肉。

（三）皮肤划痕症

皮肤划痕症又称人工性荨麻疹，因痒搔抓或钝器划皮肤后，该处即隆起形成风团性划痕。预防皮肤划痕症应注意：

1. 饮食

患者不宜食鱼腥、海味、辛辣食品，已发现对某食物过敏者应绝对禁食。

2. 起居

注意气温变化，适当调摄寒温与生活起居，加强体育锻炼，预防真菌感染。

3. 药物

慎用青霉素制剂。

（四）皮肤光老化

皮肤光老化主要因环境如紫外线辐射、日晒及接触有害化学物质等引起，其中紫外线的影响尤为重要。预防皮肤光老化可注意以下几个方面：

1. 抗氧化剂

可局部外用表没食子儿茶素、没食子酸酯（EGCG）制剂。

2. 抗炎制剂

可选氢化可的松、甲氧萘丙酸、布洛芬及赛来考昔等。

3. 遮光剂

主要分为化学遮光剂和物理遮光剂 2 种。物理遮光剂如 10% 氧化锌软膏、5% 二氧化钛软膏等；化学遮光剂如二苯甲酮衍生物等。

4. 绿茶

绿茶可以清除人体内的自由基、提高超氧化物酶（SOD）活性，增强机体的抗氧化能力，是皮肤细胞天然的激活剂，可以提高皮肤自身活力，延缓衰老。

六、呼吸系统疾病

呼吸性碱中毒是指由于肺通气过度使血浆碳酸（H_2CO_3）浓度或二氧化碳分压（PCO_2）原发性降低，而导致 pH 值增高。预防呼吸性碱中毒应注意：

1. 物理干预

纸袋或长筒袋罩住口鼻以吸入含 CO_2 较多的空气，即吸入含 5% CO_2 的氧气。

2. 心理干预措施

（1）支持性心理疗法：

了解自己的身体器官本身无疾病，只是暂时发生了功能性紊乱。

（2）浅催眠（用简单方法对自己进行的催眠）：

将一个物体放到眼睛上方，全神贯注地凝视它，数分钟后，用单调的暗示性的语言进行暗示。

七、高原病混合型

（一）急性高原病混合型

急性高原病混合型，是指高原肺水肿和高原脑水肿并存于同一患者，也称为重型、极重型、特重型或恶性高原病。此型高原病病情复杂，昏迷时间长，有多脏器损害和衰竭，神经系统阳性体征多，可有眼底出血或脑出血，并发多种感染，病情重，发展快，病死率高。

需特别注意的是，此型临床表现、病理损害、处理措施及预后与单一的高原肺水肿、高原脑水肿均不同。此病的根本原因是人体急速进入高原后因低压性缺氧而产生细胞内水肿所致；另外，低氧也可引起液体潴留，使各脏器内液体增加；低氧亦可引起血液重新分配，脑、心、肺等重要器官血流量增加。

预防此病，需在进入高原前做好各种预防措施。首先，要消除恐惧心理，避免精神过度紧张；其次，进入高原前要避免受寒、感冒；到达高原后要减少不必要的体力活动，注意休息，适当服用预防药物。

在进入高原前应做全面的健康检查，患有严重的心肺疾病、影响肺功能的疾病及有血液系统疾病者均不宜进入高原。若正患有呼吸道感染或肺部感染，或其他原因引起的急性发热，需要等到治愈后再进入高原。

进入高原前 2 ~3 周内，应加强耐氧训练，如进行长跑、爬山、打球等体育锻炼。

进入高原前 1 ~2 天，应注意休息，不宜过度劳累，禁烟酒，避免受凉感冒。

乘车进入高原的人，最好是进行阶梯式进入。

高原昼夜温差大，夜间极为寒冷，要注意防寒保暖，避免受凉、感冒，充分休息，防止疲劳。若出现急性高原反应或上呼吸道感染等，应积极治疗，待症状消失后，经过一段时间休养再继续登高为宜。

进入高原后，不宜进行中等强度以上的体力劳动及剧烈运动，以免增加机体的耗氧量。体温过低与高原反应有协同作用，穿够衣物是非常必要的。

对初入高原者，建议多用高碳水化合物饮食，进食鲜酥油与鲜肉类等。上山前使用乙酰唑胺、地塞米松、刺五加、复方党参、舒必利、高原宁、红景天、竹黄药糊、八味檀香方、八味雪灵芝方等药对预防和减轻症状可能有效。如果出现轻微的高原反应，一定要服用速效的抗高原反应的保健品，如奥默携氧。

（二）慢性高原病混合型

慢性高原病混合型又称 Monge 病，是由于长期高原低压缺氧所引起的一种慢性综合征。一般在海拔 3000 米以上发病，发生于久居高原的平原移居者和少数高原世居者。

预防此病，需要做到以下几个方面：

1. 维持良好的生活习惯

长期生活在高原地区的人群，慢性高原病发病率随海拔高度增加而增加。为防止和减少慢性高原病的发生，应培养良好的生活习惯。不吸烟；饮食适量，避免肥胖；及时治疗睡眠呼吸暂停等慢性病；避免重体力劳动；有亚临床状态的居民，应及早到低海拔地区居住。

2. 返回平原

有部分症状在平原休息治疗一段时间后，返回高原可能不再复发。这既是一个诊断方法也是一个治疗方法。对那些返回高原仍然复发的患者，特别是对机体健康影响较大，出现功能失调的患者，以脱离高原为好。

3. 加强健康宣教

提高对高原环境的认识，以预防某些功能失调。

第二节　高原生活的养生保健

走上青藏高原，尤其是准备在藏区工作、旅游或生活一段时间时，我们应当了解一下藏医学理论体系中的养生保健知识，为自己领略藏民族的民俗文化和知识做好准备，并为在藏区乃至下高原以后的健康保健汲取一份营养。

大量研究表明，高原气候环境对人类身体健康有一定的影响，而藏民族在生活和医疗实践中，也积累了丰富的经验，并在古代西藏医学和其他有关文献资料中有一定的记载。高原气候环境对人体健康的影响虽有不利的一面，但藏族人民世代生活在高原气候环境中，长期的高原生活，使世居藏族适应和顺应了高原气候环境，同时大量传统养生保健知识的积累和应用也帮助他们健康地生活在青藏高原。据记载，藏民族传统医药学理论和实践已具有两千多年的历史，早在吐蕃时期就已形成一定体系，其中蕴含了丰富的养生保健知识，是藏民族关于医学理论和实践数千年发展过程中的精华，它既是藏医药学理论体系中的重要组成部分，又是藏民族在高原特殊环境下维护健康、预防疾病的经验总结。实践证明，只要人们对高原气候环境有科学的认识，借鉴藏民族经过几千年积累的养生保健知识和方法，采取科学的生活方式和养生健身方法，就能更好地适应高原气候环境，满足旅游、生活和工作的需要。

一、特殊环境孕育的保健理念

青藏高原，平均海拔在 4000 米以上，素有"世界屋脊"之称，是藏族的主要聚居地，这里环境恶劣，空气稀薄，致病因素很多，而且有些地区交通不便，求医困难，极易形成重症、顽症、绝症。独特的地理气候环境，独特的民族文化氛围，孕育了独特的藏医学医疗保健知识，并在悠久的发展过程中，与其他民族医学相互借鉴、融合，形成了独特的理论体系，其中的藏医养生保健学知识是藏民族在特殊环境生存、生活和工作中养生保健实践知识的总结，是藏民族千百年来同恶劣的自然环境进行顽强搏斗的经验，具有深厚的文化渊源和实践意义，千百年来为当地各民族的生长繁衍做出了突出的贡献。

（一）人与自然相应的养生观

藏医养生学以人体健康为出发点，辩证而又科学地阐释了人体各个系统在生命活动中所承担的功能，是藏医学数千年发展过程中的经验总结，是藏医药学理论的重要组成部分。藏医养生学特别讲究天地人和，辩证而又科学地阐释了人体各个系统在客观环境中所发挥的作用，从人体的整体性及其同外界环境的辩证关系出发，阐释了人体生命活动和外界自然环境的关系，阐述了如何通过合理的饮食、起居，结合藏医药方法和增进健康、延长寿命的健康养生知识，为人们保护身体、养生、防病治病提供了科学的理论基础。藏医养生学不仅对藏医学理论研究具有重要的学术价值，还对维护和提高藏区群众（包括走上高原的人们）的健康水平有着现实作用。

（二）藏医学对气候环境与人体健康影响的认识

不同的地域和气候环境对人类的健康和寿命的影响是有差异的。西藏的医学家们很早就对这一现象有所认识，藏医学最早的文献《月王药诊》中就有关于气候环境对人体影响的描述，认为在过冷的地方容易患"隆"病。藏医学经典著作《四部医典》中也认为"严寒凌烈为隆域，炎热干燥赤巴域，润腴潮湿培根域"。这里的隆、赤巴和培根是影响人体生命活动的重要元素，这就是说，不同的地理气候，可以对机体产生不同的影响，易导致的病症也有所不同。

养生保健的藏医典籍《佛说养生经》中认为，由于高原气候特殊，不同的季节和时间、环境温度和湿度等气候条件变化较大，会对机体的隆、赤巴和培根产生影响，因此要特别注意时间、季节之差异，调整饮食，以讲求养生之道。例如，在春季，机体的培根占优势，因此在饮食方面应多吃麦食、青稞、炙肉、蜂蜜等性轻、油少、味涩的食物，少食酥油等富含过多油脂的食物，饮料也应以蜂蜜、酒、葡萄酒、姜水、红糖水为宜。在盛夏季节，机体赤巴容易旺盛，因此饮食宜食大米、酥油及肉，少食麦芽糖等，忌食咸味、酸食，更不宜吃胡椒等辛燥的食物，可以少饮酒、酪酱、井水、加糖凉奶等。

（三）高原气候环境对人体健康影响的利弊

青藏高原气候的特点是气压、气温偏低，空气稀薄，对人体必然会产生影响。近现代随着人类更多的走上高原以及高山探险等活动的广泛开展，人们对高原气候对人体的影响进行了更系统的研究。有关专家、学者认为，高原低氧气候环境可以直接影响人体健康，诱发某些疾病或加重病情。尤其属于世界第三极的青藏高原，气候独特，变化无常，这种高原性气候对人体健康的影响是多方面的。在青藏高原，许多疾病的发生与高原低氧气候有直接联系，如天气突变，空气稀薄，寒冷，容易引起感冒，如治疗不及时，还会引起肺部疾患如高原肺水肿，危及生命，还可以引起关节疾病如关节炎，产生关节疼痛或疼痛加剧，随着疾病发展，可以导致关节僵直、变形、活动受限。高原气候寒冷，日晒时间减少，人容易情绪低落，注意力难于集中，食欲和睡眠也容易出现一些障碍。高原气候变化多端，突然出现的严寒会引起机体发生一系列心理、病理变化。如寒冷刺激一方面会使人的交感神经兴奋，末梢血管收缩，外周阻力增加，左心室负荷加重，心肌耗氧量增加；另一方面会引起血中纤维蛋白含量增加，血液黏稠度增高，凝血时间缩短，增加了血管栓塞的风险。寒冷还可激发冠状动脉痉挛，有关医学实验表明，如果吸入 −23℃的冷空气，心电图便会出现类似心绞痛的改变。在雨雪增多、湿度增大、气温下降的环境中，心血管疾病患者如高血压病患者容易感到胸闷、头胀、两眼发肿及全身不适。1995 年和 1996 年，甘南地区发生雪灾，造成人畜共亡的现象，更进一步说明，气候对人体健康的影响。

气候也可以按垂直高度来划分。在西藏特殊的地理环境中，由于海拔高度不同，气温、湿度、光照气候要素也不同，对人体健康和寿命的影响就有所不同，人体有随着环境的转换而能自行调节的功能，如长期生活在藏南较低海拔的林芝、察隅、亚东、樟木等地的藏民，对水土湿润的环境能适应；生长在藏北高原的牧民，则对寒冷、干燥的气候更能适应。现代气候与保健学研究也表明，青藏高原 2000～3000 米的地区，大多为林区、山区，气温的季节变化小，冷暖适中；云雨多，利于避暑；植被较好，空气清新；气压也较低，可增强人的呼吸功能；尤其是山区有较多的瀑布、喷泉、温泉、湖泊、雷雨和闪电，所以空气中含有数量很多的负离子，而负离子具有促进新陈代谢、强健神经系统、提高免疫力的功效，是一种"长寿素"。另外，这些地区生态环境较好，没有什么工业污染，空气清新，大气洁净度高，也少有噪声，有的是鸟语花香和美丽的自然景观。这些地区水质清新，动植物食品丰富，人们常年食用的都是没有污染的牛奶、牛羊肉等高蛋白食品。所有这一切，都非常益于人们的身心健康。在青藏高原这一特殊的环境中也生活着不少长寿老人。

藏医养生学认为：人体的生理、病理、生长发育和衰老都与自然界的变化密切相关，人与自然界是统一的，人和自然环境、人与周围的动植物都是相互作用的。

藏医学的保健理念以天人相应为出发点，辩证而又科学地阐述了人体生命活动和外界自然环境的相互关系，基于人体三大要素"隆""赤巴"和"培根"等理论阐释了人体各个系统与客观环境中的各种因素相互协调，发挥着各自重要的功能，并讲述了增进健康、延长寿命的健康养生理念和方法，为人们保护身体、养生、防病治病提供了系统的理论基础。

传统的藏医学要求人与自然和谐相处。认为疾病是人体内环境与自然界外环境的平衡被打破所致。因此，藏医养生学要求人们顺应自然的变化，调整脏腑的功能。反之，如果人与大自然不能和谐相处，就不能克服大自然带给人的副作用，也必然给人体的生长发育和健康带来不利的影响。

二、重视体质养生

藏医在长期的养生保健实践中认识到，不同体质人群在养生保健中遵循的规律不一样，应该注意采用不同的方法，这一点会直接影响到效果，非常重要。因此，藏医在临床医疗和养生保健实践时，非常重视对体质的辨别，并依据体质的不同进行个体化干预。按照藏医学理论，体质可以分成不同的类型——"隆型""赤巴型""培根型"。不同体质类型的人应当选择不同的养生保健方法，尤其是要重视精神、起居、饮食等调养。

（一）隆型体质的辨识和养生方法

在藏医学中"隆"有些类似于中医学的"气"，具有推动人体生理功能等作用，与生命活动的各种功能密切相关，它聚集在脑髓、心肺和骨骼里，与呼吸、循环、感觉、运动密切相关。

隆型体质的人通常可以通过以下表现来判断。

这类人从体型来看多表现为身体略弯曲，甚至佝偻驼背，人较瘦削修长，面色发青而显微黑色，皮肤粗糙、耐摩擦，关节里有时会出现响声。

从性格来看一般性情活泼，喜欢谈笑，爱唱歌，但也比较急躁，爱与人争吵，性情变化不定，难于捉摸，性情执拗，甚至打架斗殴。

从身体素质来看身体抵抗力较差，易患感冒，喜欢避寒就温，喜欢晒太阳、烤火，饮食也喜热食，不喜凉食，平时则多喜吃带酸甜味、辛辣味的食物。由于隆随处可到，无处不在，无孔不入，主动，因此这类人具有好动、爱激动、多愁善感、易失眠的特点；如果有肿块积滞，多坚硬，不易化脓，腹部胀硬，不易下泻，即使食用有泻下功能的药，也难以下泻。

在精神调养方面，应当注意保持情绪舒畅，要经常邀约知心的朋友畅谈，遇到重大事件时注意心理疏导，避免情绪过度波动。

在起居方面，应注意选择阳光充足、光线柔和且布置温馨的幽静环境。穿衣须保暖，注意充分休息。在保健方面藏医学认为隆型人可常用原生态环境下的芝麻油和陈年酥油等油脂类对全身进行柔和地涂擦按摩，也可采用中医按摩的方法。

在饮食方面，藏医学认为应该经常食用富含"温"性热量的食物，如：荨麻、大葱、羊肉、酥油、马肉、驴肉、旱獭肉、红糖、热糌粑、米酒、牦牛肉等。也可以采用药膳调养，建议在医生的指导下，适当服用牛羊的跗骨、肩胛骨、尾骨或牛的各种骨头汤，然后加入荜茇、干姜、肉豆蔻等；多吃用酥油或羊肉汤调化的炒面，注意适当加入红糖、干姜、光明盐。中医认为可以考虑用陈皮、月季花、玫瑰花泡水代茶饮。

（二）赤巴型体质的辨识和养生方法

藏医提到的"赤巴"有些类似中医学的"火"，具有火热的特点，也可以促进人体内脏腑功能活动，它主要分布在肝脏和血液中，能促进消化、产生食欲，吸收精微，供给人体热能，与雄心和谋略等情志活动相关。

赤巴型体质的人通常可以通过以下表现来判断。

这类人从体型和身材来看一般都属于中等，面部皮肤容易分泌出较多的油质，光亮润泽。

从性格来看一般性情敏感，思维敏捷，聪明但常表现骄傲，情绪易激动，有时会表现为轻率、多变、不专一，也较暴躁，好斗，面色多红润，易饥渴，嗜好甜、苦、涩味饮食。

从身体素质来看患病时多为急病，如果是疖肿，也比较容易化脓；容易表现出热的特点；比较耐寒，喜在凉处而怕热，饮水也喜凉饮；分泌的汗液微臭，尿液也具有明显的腥臭味等；一般在患病时，也都比较轻而易治；易发生腹泻；易产生痰湿。

在精神调养方面，应当注意静心修养，避免恼怒，可以经常去清泉湖畔静歇；防止过度的体力和脑力劳动。

在饮食方面，应该多食用黄牛、山羊的乳酪或乳汁及新鲜食物、无盐淡茶，中医也建议采用菊花、金莲花、蒲公英泡水代茶饮。

在保健方面，可以多采用"发汗"的方式让体内的虚热随汗液从毛孔和穴位中排出。中医可以考虑用艾叶煮水足浴，以引火归元。

（三）培根型体质的辨识和养生方法

藏医提到的"培根"有些类似中医学的土和水，存在于脾、胃、膀胱内，与人体的成长、寿命、体格和性情有关，具有调节和滋生水液等功能。

培根型体质的人通常可以通过以下表现来判断。

从体型来看多偏肥胖，皮肤柔润，肤色多白润光滑，多油多湿，肌肉丰满，身体多重坠，动作笨重不轻便。

从性格来看性情较温和，举止稳重，喜好娴静，行动也懒惰，不喜活动，反应迟钝，沉默寡言，性格内向，嗜睡；耐饥渴，喜热食，不喜冷饮；喜欢酸辣、涩味食物。

从身体素质来看与赤巴的腻性相近，即带有油腻的性质，舌苔多黏腻，其排泄物如粪便、汗液、尿液等也黏腻，体温低，怕冷，喜欢待在温暖的地方，如果患病一般病情发展较慢，不易产生突然的变化，但也容易较重，而且分泌物多黏而厚，如吐泻出来的排泄物，常带大量黏液。

在精神调养方面，应当注意勤快多动，避免懒惰，不要长期在一处不活动。

在起居方面，切忌长期在潮湿的环境下居住和工作，居室宜温暖、干燥，衣物厚暖，可适当烤火、晒太阳，要注意坚持适度运动。

在饮食方面，传统藏医建议多食用绵羊奶、乳酪、蜂蜜、旱地作物所制的热糌粑、姜汤、羊肉、鱼、野牛肉、秃鹫、猞猁及狼肉等新鲜而热性和轻性食物以及粗糙的食品，也可阶段性地适当饮用陈年老酒；中医建议可以用茯苓、山药、薏米煮粥食用。

由于"培根"相对集中于胃部，所以在养生保健方面，可以时常温熨胃部诸穴位，或用艾灸温熏背部的培根穴等；中医可以考虑艾灸足三里、中脘、脾俞、胃俞；药物调养可适量选用石榴子、毛叶木瓜、藏木香、芫荽子、黄花杜鹃花、光明盐等。

三、强调精神养生

　　精神调养术是西藏古代养生益寿的重要方法之一，历来受古代藏医学家和百姓的重视。正如《四部医典》中说的"心情时常担忧悲伤容易使人容颜衰老，心胸豁达容易使人体态健美，精神焕发。"强调良好的精神状态有利于身体健康。

　　藏医学在总结疾病的病因和症状归类中认为：人的情绪变化有贪、嫉、愤、痴、悲、忧虑、寡言、惊恐、心情不快等。人的情绪波动过大，如过于激动、敏感、忧虑、兴奋、愤怒等，都会影响人体正常生理功能，引起隆、赤巴、培根三大物质失衡，脏腑功能失调，导致疾病。这与中医所提的情喜伤心、惊恐伤肾、悲忧伤肺、思虑伤脾、愤怒伤肝相似，都是说不良情绪对人体的健康不利，直接影响健康。藏医养生学认为，过于悲哀、憔悴不安、愤怒、忧虑，可以导致人体七情内伤致病早衰，精神耗损，造成早逝。所以，调解情绪、修养德性是保护身体、防病和养生的重要方法之一。性格开朗，活泼外向，无忧无虑的人，大都健康长寿，且很少有病痛的原因也在于此。

　　例如当我们来到高原的时候，如果对高原反应过度害怕和紧张，就会导致机体适应能力降低，高原反应加重，患病时症状也较重，治疗效果较差；同样，如果一个人平时不重视自己的道德修养，脑子就会为追逐名利的私心所桎梏，整天胡思乱想，寝食难安。在这种情况下，即使吃山珍海味灵丹妙药，也无法延年益寿，反而要损寿。

养生要有良好的心态，要以善为本，对于身体的活动、语言和思想情操都要有所节制。正如藏医经典巨著《四部医典》中所强调的："治疗疾病、调养身体有好方法。第一要注重行为调理，重视健康，注重各种保健方法，如修炼等。要了解各种病因，远离致病因素，在言谈举止和思想行为各方面弃恶从善，不要贪图感官享受，危害健康。"

养生还要有包容心，善良宽容，善于换位思考，做事留有余地，不要"得理不让人"。《四部医典》中说："对人的考察评价不在于语言说多少，而在于心地善良，无论怎样说，先要严格自律，这样别人的非议也会不攻自破。做人虽博学，但要谦逊，虽富足，也要知足。要心怀正义，胸襟宽广，常怀慈悲善良之心，抛弃恶念恶语。这才是圣贤的行为原则。"也就是说人的各种行为和心理活动都会影响到身体。如果我们为人处事心地善良、正大光明，这样身体就容易元气充沛，各种因素协调，脏腑功能正常。

此外，藏医学独特的"空见"也有助于人们在工作和生活中把琐事和矛盾看淡一些，有助于人们养生保健和身体康复。例如《四部医典》认为：生病是因为存在一个根本的原因，即不解无我——愚盲。"百病总因归纳只一条，只因不解无我为愚盲。比如鸟虽展翅空中飞，总是不离地上其身影，众生虽然安居有行止，终因愚盲总难离病情"。在这里"无我"即是空，即不执着于自我，不解无我即是不解空的道理，过度自我，因执着于自我又能产生情欲、嗔怒和蒙昧三种病因。正如中医经典《黄帝内经》所言："恬淡虚无，真气从之，精神内守，病安从来。"所以，理解无我即空的道理，就可以帮助我们杜绝病因，从而达到养生的目的。这就是《四部医典》中"空"的养生观。

四、注意行事适度

"适度"是藏医学重要的养生理念。人在高原，耐力和身体适应能力都比平原差，因此要注意起居生活和工作都要遵循机体的自然规律，量力而行，不要勉强。藏医学强调，凡遇到身体的一些自然生理病理现象，不要勉强压制。例如身体感到饥饿口渴，或欲打呵欠、喷嚏、打呼噜、吐痰、大便、放屁、小便等时候，应该顺应自然而行，不要强行压抑机体的自然功能。

如果饥饿的时候强忍不进食，会饿坏身体，导致全身乏力，胃纳呆滞，头晕目眩，心脏不舒服。这时，应该及时食用一些性味轻淡、易消化的食物。

如果口渴的时候，强忍不饮水，时间长了就会口干、头晕，甚至引发小便短赤不适等其他疾病。这时，可以适当饮水或食用各种清凉含水质的东西帮助缓解。

如果想呕吐的时候强忍不吐，就会影响胃肠功能，导致食欲不振，腹气不畅，甚至会导致鼓胀、疬疮等疾患。这时应当顺其自然任其呕吐，或暂时禁食、空腹，可以服用一些例如烟垢等物催吐，缓解之后再行调理。

如果强忍喷嚏或呵欠不打，容易导致视物模糊，头痛、项强等，这时可以自然打喷嚏或呵欠，或用鼻烟鼻药来解除。

同样的，劳作或运动也不能勉强。如果过度疲劳时仍坚持工作，容易导致气机不畅，甚至产生痞块症或心脏病，应该多休养一段时间，养气就可缓解。如果非常困倦时强忍不睡，则会频繁呵欠，身体困倦，头脑昏沉，眼睛疲劳、视物模糊，不消化等，可适当休息或采用饮酒、喝肉汤、按摩、熟睡等方法来改善身体的不适。

此外，身体的代谢产物也不应该强忍不排。如果有痰不吐，则容易导致痰多、呃逆、食欲减退，故应及时排出并请医生用消痰法治疗。如果涎沫强忍不吐，容易引发头晕、头痛、纳呆等症状，故应当排出并及时治疗，适当饮酒、睡眠，使用音乐疗法有时会有一定效果。如果忍屁不放，容易导致腹胀、大便秘结等。如果强忍大便，会导致口臭、头痛、小腿抽筋。如果强忍小便，容易导致结石沉积，出现尿路结石、肾结石等，此时应该顺应自然，也可采用药浴、按摩或服用酥油丸等调整。

总之，身体的许多生理行为，应当顺势而为，任其自然发生，强忍就容易导致机体脏腑功能紊乱，气机逆乱，导致隆的异常变化，引起各种疾病的发生。所以饮食、行为都要适当，顺应自然，这样才有利于身心，合乎生命的规律，避免疾病的发生。

五、顺应季节养生

藏医学认为，人与自然是相应的，自然界是生命的源泉，人的生理、病理变化与自然界密切相关。自然界春夏秋冬四季的变化，寒暑燥湿气候的不同对人体隆、赤巴和培根三大物质的平衡以及脏腑功能是有影响的。因此藏医学认为为了健康、长久而幸福地生活，不患病或少患病，每个人都要按季节调整自己的生活。尤其是从平原来到高原，不同的季节高原的气候、含氧量等都不同，更应该注意按照季节的规律保健。

藏历把一年分为春季、热季、夏季、秋季、冬季、严冬六个季节。

（一）春季养生

春季来临，自然界阴退阳生，寒去热来，人体肌肉表层逐渐舒展疏松，生机勃发，同时也是百病丛生的时节。在《四部医典》"时令之行"里提到："春季日光渐暖体热衰"，提示了春季机体易发多发疾病，也就是说，在冬季人体毛孔闭塞，体温不易外散，使体内的培根异常但尚未发作成疾；而到了春季，天气变得暖和起来，毛孔开启，体内的温度开始外逸，胃火等体内热能逐渐减退，所以黏液类（培根）病易发生。因此春季在起居、饮食以及精神方面要注意防寒、保暖，注意抵御各种传染病对肌体的侵袭。要多食用陈青稞、旱地肉、蜂蜜和姜汤，多喝开水，也可以多食姜、蒜、葱、辣椒等辛温发散的食品。注意经常擦身，服饰宽松，注意心情要舒畅，少在室内闷坐，多到室外空气清新的环境中活动，多到鸟语花香的优美环境中去运动。

（二）热季、夏季养生

热季，天气炎热。人体的生理功能是外趋，也就是说阴虚阳盛，相对内脏功能下降，许多人食欲不振。加之大量出汗可引起体内电解质平衡失调，导致钠离子大量丢失，容易使人体四肢肌肉发生抽搐和痉挛，严重的还会出现血压降低、脉搏细弱、昏迷等症状。《四部医典》里明确指出了这个季节要多食用甜、凉、轻、腻的食物，注意遮阳，常洗冷水澡，可以适当饮用兑水的淡酒，穿薄衣，住阴凉房屋，可以多在树荫下乘凉。

夏季，经常阴云密布，雨水很多，太阳照射不太强烈，天气湿热，这时人的胃中生理之火易被伤害，消化不良的现象增多，这时要扶助胃气胃火，加强脾胃功能，多吃酸、甘、咸味的，性轻、热、腻的食物，比如汉地产的陈粮食酿的酒或蜜酒、肉汤、酥油等，中医也建议多食用芫荽、藿香等。要居住在温暖的地方，不可住最上层闷热的楼房。

（三）秋季养生

秋天，气候趋于凉爽，之前藏地也会经历一段多雨的时期，导致人体内也相应地发生了一些变化，在秋天易发生一些疾病。在《四部医典》中讲到"雨期体内赤巴秋天发"。在饮食上"秋季可进甜、苦、涩三味"。提示此季节一些赤巴异常所导致的疾病如胆汁类病易发生，为了预防此类病，要多食用甘、苦、涩的食物，建议穿用樟脑或檀香熏过的衣服。

（四）冬季、严冬养生

冬季，人体的新陈代谢和功能活动处于缓慢状态。体内阳气收敛、阴精潜藏于体内，由于寒冷使人体皮肤毛孔紧闭，使机体消化之火郁闭在内集中起来，因而饮食消化迅速，容易感到饥饿。因此在冬天人们应注意保暖，经常用芝麻油等植物油涂擦全身并按摩，多吃富有营养的食物，如新鲜酥油、藏糖、酒、乳制品等，多喝肉汤，以保持身体温暖。一般而言，食欲在冬季会有所增加，尤其是冬季高原氧含量降低，人们在活动中会消耗更多的热量，因此更容易饥饿。冬季正是进补的大好时机，进补助阳气的食物，可以增强御寒作用。在西藏，一到冬天到处都宰杀牛羊，人们的肉食用量比任何季节都多，这与中医认为动物类食品是"血肉有情之品"、补益作用较强相吻合。同时，我们也要注意肉类食物不易消化的特点，因此要适当食用一些帮助消化的食物，如山楂、萝卜、陈皮等，保护脾胃。

藏医告诫人们，严冬季节要穿皮衣、靴子，烤火、晒太阳，不要住在潮湿的地方。此外精神方面要注意"收"和"藏"。做到精神安定、早睡早起，以利阳气潜藏、阴精积蓄，为春来生机勃发做好准备。

总之，夏、冬、严冬三季要食用热性的食物，注意保温；热、秋二季要食用凉性的食物，注意散热。

此外，藏医学认为，冬季蓄积的疾病可在春季解除，初夏蓄积的疾病可在盛夏解除，盛夏蓄积的疾病可以在秋季解除，这与中医冬病夏治等观点相似，因此在养生保健和治疗中要注意应用。

六、不同年龄的养生

古代藏医学家认识到了人在不同的年龄阶段具有不同的特点，因此提出要因人的不同年龄采取不同的养生健身措施，以增强体质，延年益寿。

（一）儿童和少年时期的养生健身

藏医养生学家认为，人在儿童和少年时期，机体处于一种蓬勃生长的状态，处于生长发育的旺盛期，"培根"占主导地位，其体质特点是少热量、身体沉重，干燥少油，体色较浅。对水谷精微的需求较成年人更为迫切。所以，这一阶段要注意保护机体的消化、吸收能力，合理的营养搭配，孩子出生后，主要用母乳或牛奶喂养。待长到四五个月后，只喂乳食就不够了，必须加喂其他幼儿食品。为了婴儿的体质和发育，经常适量地喂食白蔗糖、白蜜、融酥，有时还适当地喂食煮得熟烂的绵羊肉或牦牛肉，以进一步补充营养，增强体质，防治疾病；儿童时期，正是长身体的阶段，还要注意进食含钙、铁、磷、维生素等营养丰富易消化的食物，适当地进食一些骨头汤、蔬菜、水果等。此外，还要保护儿童的脾胃消化功能，中医建议多食用茯苓、山药、薏米等，同时要注意饮食不要过饱，正所谓"要想小儿安，三分饥与寒"。

少年时期一般指 12～18 岁，是人生第二生长加速期。这一时期，各种生理功能都逐渐成熟起来。在营养方面，对蛋白质、钙、维生素 D 等的需要量一般比儿童期高。因此，除了进食适量的主食外，一定要多吃些含优质蛋白质的食品，如奶类、曲拉、蛋类、排骨汤、瘦肉、动物肝脏、豆制品、血液、蔬菜、果品等。还要多吃一些含有粗纤维的蔬菜，如芹菜、大白菜、豆芽、苜蓿等。要少吃甜食，不宜过食辛辣、酸味食品，不宜饮浓茶，禁止喝酒抽烟。

在儿童和少年时期，要保证必要的休息和一定量的身体锻炼，才有助于造就一个强健的体魄。"火热本是消化之基因"，在儿童期加强身体锻炼可增强胃中火热，不但能增强儿童的消化吸收能力，还能促进儿童的生长发育，保证儿童形成较为强健的体质。

（二）成年期的养生健身

进入成年期，脏腑成形，肌肉坚固，血脉盛满，赤巴占据主导地位，体质特点是体色较深、呈红黄色，精神敏锐，气血充盛，易怒，热量充足。成年期由于人体生长发育结束，新陈代谢处于相对平衡状态，如果没有病邪的侵袭，人体"隆""赤巴""培根"容易保持相对平衡状态。

其中人在 18～40 岁时，身体处于机体强壮、精力旺盛的时期，生理功能活动旺盛，消化吸收能力非常强，所以这一时期健身主要是加强身体锻炼；在饮食营养上要保证身体活动所需要的营养、能量的摄取与消耗大体保持平衡，同时要根据体质不同选择相应的饮食，保障人体的"隆""赤巴""培根"能保持相对平衡状态。另外，还要进行必要的心理疏导，减轻生活中的压力，保证机体脏腑功能协调。

到了 40～59 岁的中年期，是人体一生中由盛而衰的转折点，人体"隆""赤巴""培根"相对平衡的状态容易被打破，表现为免疫功能较青年时代降低，易患病，并且不易自愈，尤其有一部分人，容易受内外因素的影响而患病，或经常受到慢性疾病的折磨，过早地衰老。这一时期要注意食疗，善于保养，使机体少生疾病，减慢衰老速度。应该根据中年人的生理改变和工作负担较重的特点，根据体质不同选择相应的起居饮食调节方法，保障人体的"隆""赤巴""培根"能保持相对平衡状态。在饮食营养方面作相应的调整，以防止中年人营养不良或某一类营养过度而营养失衡，从而达到增进健康，延缓衰老的目的。供应给中年人的饮食，应包括三类：一类是为机体提供营养和能量的饮食，这类饮食能给人体提供热能，能维持人体的正常活动，包括各类粮食、干豆类、植物油、动物油脂、糖类等；另一类是为机体提供营养和能量补益的食物，包括绵羊肉、牛肉、牛鞭、鱼类、牛奶、蛋、豆制品；第三类是为机体提供营养补充的食物，可以保护机体生理功能，维持体内各种物质平衡，使新陈代谢和生理功能正常运行，包括蘑菇、木耳、银耳等各种蔬菜和苹果、葡萄、梨、香蕉等各种水果和芝麻、核桃、松子仁等各种干果。

（三）老年期的养生健身

人体进入老年期后，气血渐衰，脏腑功能也逐渐减退，机体的各种生理功能有着不同程度的衰退，如新陈代谢过程减慢、运动能力减弱、消化能力减退等。并且伴随机体容易失调、抵抗力降低、免疫功能减弱等，容易受到各种病因的影响，从而罹患疾病。藏医学认为这一阶段隆、赤巴和培根容易失调，经常以隆占主导地位，而"隆"的体质特点是体形瘦、干燥少油、多话、易感觉冷，活动减少，因此多出现皮肤干燥枯槁、形体虚羸、骨质疏薄等表现。由于老年期身体的各项功能逐渐减退，此时应特别注意各方面的调养护摄。

藏医认为如果根据体质适当选用各种食物，可以起到滋养机体，补益脏腑，调整隆、赤巴和培根的平衡，增强体质的作用，达到扶正祛邪、加强对疾病的抵抗力的目的。对于老年人的调养，首先要根据老年人的体质和身体状况，提供与之相适应的饮食营养，同时由于老年人胃肠道抵抗力下降，忌食"腐酸生冷"之物，故要控制食盐的摄入，多选用营养丰富、可增强体质和益寿延年的食物，如小米、面粉、菜汤、牛奶、蜂蜜和酥油等。

藏医学还建议可以经常采用食疗补养法，如多食柏子仁、蜂蜜、白酥油、热糌粑等食物，多食小杜鹃、麻黄、茵陈、红糖、寒水石、五灵脂等补药，少食生冷食物和盐等。

此外藏医还建议可以采用滋补秘方养生。如藏医用诃子、毛诃子、余甘子制成药油，适当食用可以增强体力，使五官灵敏，同时这种药油也是壮年人保持青春的良药；将酸果、马钱子、干姜与蜂蜜调配服用，也能起到延缓衰老的作用；用寒水石、艾蒿、黄精、天冬、手掌参等药物，研末后加入蜂蜜、红糖、酥油，制成丸药，长年服用，可以起到补养增寿的作用。

此外，老年人体力较差，尤其在高原上体力消耗较大，因此要劳逸适度，注意休息，避免劳累，适当劳体，控制运动强度和时间，以适度为宜；适当劳心，避免操劳思虑过度；性交也要适度，避免过劳。日常生活要有规律，定时起床和睡眠，饮食有节，饥饱适度，要居处清净，注意保暖，经常沐浴，常晒太阳，多在空气清新环境好的地方做一些益寿延年的修行和活动。因为老年人心理敏感，适应能力较差，常会产生孤独、寂寞感，狭隘多疑，同时心理承受力差，易固执己见，好发脾气，因此要提醒老年人避免大喜大悲，清心寡欲，养德修身，保持精神愉快，豁达乐观。

总之，顺应老年人的身体和心理特点，起居有常，饮食有节，不妄作劳，保障良好的心态，适当采用食疗和药膳，可以帮助老年人安度晚年。

七、饮食养生

无论是到高原旅游还是工作，当地的饮食文化都是值得我们关注的。按照藏医学理论，无论养生保健还是治疗，都应该重视饮食疗法，合理的饮食会使机体得到必需的营养，气血得以化生，健康得到保障，生命得到保证。饮食如果饥饱失度，就容易导致隆、赤巴和培根失衡，引发疾病，甚至危害生命。根据藏医学治疗法则，人在患病时，最好首先选用调理饮食的方法进行治疗，并配合起居养生。当饮食疗法效果不理想的时候，再去寻求其他疗法，而且即使使用火灸、放血、针刺等其他疗法时，通常也要配合饮食疗法，注意饮食宜忌。尤其是从平原来到高原，了解藏医学总结出来的饮食保健，对于体会藏族民风和饮食习惯，适应高原生活更是重要。因此要善于安排饮食。

饮食保健应该注意以下三个方面：了解食性、讲究忌口（不吃不适合的食物）和适量饮食。

（一）了解食物

藏医对饮食与身体健康及疾病的关系非常重视，积累了丰富的知识，并形成了体系。藏医把食物大致分为谷物、肉类、油脂、蔬菜、调和品五类。

1. 谷物

食物提到西藏的谷物，我们通常会想到青稞。其实西藏的谷物很多，除青稞外，还包括稻米、小米、荞麦、小麦等。

（1）谷物的一般功效

藏医很早就有一定的认识，认为谷物食物都是甘味的，易于消化。这类食物的特点有以下几方面：

1）通常具有较高营养，可以增加肌肉力量，提高免疫力，增强脾胃功能。正所谓"强筋祛风增力培根生"。

2）通常有扶正祛邪的功能，和胃降浊止呕，健脾化湿止泻。正所谓"治除三病强筋止吐泻"。

3）早熟的谷和麦气味清轻，性偏凉，具有开胃增加食欲的功能。正所谓"早熟谷麦轻凉粗开胃"。另外，小麦气味厚重，性偏凉，具有通便的作用，如果经过炒制，具有增加肌肉力量的功能。正所谓"小麦重凉利粪炒增力"。

大麦和燕麦气味清轻，性偏凉，可以消除培根和赤巴过多带来的健康问题。正所谓"大麦燕麦轻凉除培赤"。

（2）谷物的分类及其主要功效

藏医将谷物分为芒类和荚类两种。

芒类食物有大米、粟、早熟谷、小麦、青稞、大麦、燕麦等，其味甘，进食的时候会越嚼越甜，具有强身、祛风、增力的作用，能生体内培根。具体作用如下：

1）大米具有滋润、柔软的特质，性凉而轻，即气味清轻，性偏凉，具有补中养胃、益精强志、聪耳明目、和五脏、通四脉、止渴、止吐、止泻等作用。

2）粟味甘、咸，性凉，即味道偏甘、咸，性偏凉，具有健脾和胃、补益虚损、和中益肾，除热解毒、愈合骨折等功效。

3）早熟谷具有凉而糙的性质，即性偏凉，质地粗糙，其主要功能是开胃。

4）小麦味甘，性凉，能滋养身体，养心安神，益气除烦，除热止汗。

5）青稞味咸，性平凉，其主要功能是下气宽中，壮精益力，除湿发汗，止泻。

6）燕麦甘、咸，性凉，能除热、益气、调中。

英类食物又分为豌豆和门豆两种，藏医认为这类食物多味涩、甘，性轻、凉，即气味清轻，性偏凉，能健脾利湿、除培根热、补中益气、润肠止泻、止血利尿、利水消肿。例如蚕豆具有生赤巴而涩精实肠的功能，可治风痰、哮喘、痔疮；红豆具有镇肝风、祛痰湿的功能，可以增气力；赤小豆具有除热毒、祛除恶血的功能，可以消胀满、利小便。

此外芝麻味甘，性平，能强健筋骨，祛风润肠。胡麻味甘，性微温，能润燥通便，养血祛风。荞麦味甘，性平寒，能消热肿风痛，除白浊白带，治小儿丹毒、赤肿、热疮。

根据藏医理论，新产的粮食含水分较多，因此新粮质重；而储存或加工后，水分慢慢蒸发变干，因此陈粮质轻。凡是生的食物，都应该或煮或炒，使其味熟质轻，这样容易消化，也可口一些。除食用以外，有些粮食如豆粉还可用来搽涂身体。

2. 肉类食物

提到肉类，我们通常会想到牦牛肉。牦牛在青藏高原自然无污染的草场上生活，既无劳役之苦，又无圈养之困，逐草而居，自由生长，一生中以天然鲜嫩的牧草为食，甚至有可能摄入大量的虫草、贝母等名贵中草药，使牦牛肉质细嫩，味道鲜美。早在春秋战国时期，《吕氏春秋》就有"肉之美者，牦象之肉"等相关记载。据研究，牦牛肉富含蛋白质和氨基酸，以及胡萝卜素、钙、磷等微量元素，脂肪含量特别低，热量特别高，对增强人体抗病力、细胞活力和器官功能均有显著作用。在中国港澳和西欧市场上，牦牛肉被誉为"肉牛之冠"。除了牦牛肉之外，还有许多肉类也是藏族经常食用的食物。

（1）肉类食物的一般功效

藏医认为，肉类多味甘，随着牲畜生活地点的海拔不同，其肉的食性也不同。

1）生活在高海拔地区的动物（即生活在高山、干燥地区的动物）肉性凉、轻、粗，可以用来治疗伴有发热的疾病；

2）生活在低海拔地区的动物肉性温，重、腻，可以用来治疗胃寒及肾寒。

3）陆地动物肉类性凉、轻、糙，可以用来消除隆、培根所产生的热辣。

4）水生动物肉食味甘热重，可滋五脏之阴，可以用来治疗胃腰部寒病。

5）两栖动物肉食则兼具以上两种动物肉食的性质和功能。

（2）肉类食物的分类及其主要功效

藏医学对一些经常食用的动物肉类的食性和保健作用也进行了总结。藏族经常食用的一些动物肉质地粗糙，多具有生胃火、破瘀消肿、增肌除寒的作用。

1）牦牛肉　《四部医典》认为"牦牛肉温多油可祛寒，还能生血，亦可增赤巴"。即牦牛肉性温，多油脂，具有温里驱寒，补养气血的作用，医治寒性病和血虚等病症。

2）水牛肉　《四部医典》认为"水牛之肉增肌

可入睡"。即水牛肉能强健筋骨，增长肌肉，养脾力，助人睡眠。而黄牛肉藏医认为性凉多油脂，能除风热。

3）绵羊肉 《四部医典》认为"绵羊肉温增力健体质，解除隆与培根胃口开"。即绵羊肉性甘温，可以扶正健力，增强体质，调和隆和培根的失调，具有开胃增力、温补气血、扶助元阳、补益精血等作用，对治疗隆病和培根病有一定疗效。

4）山羊肉性凉味重，可以扶正祛邪，对梅毒、恶痘、烧伤这三种病有一定疗效。

5）猪肉味甘、咸，性微寒，能治疮症、瘀症。

6）野鹿肉性轻质凉，能消除高原反应产生的热症。

7）野兔肉性粗糙，能退热、止泻。

此外，藏医认为马及野驴、驴等动物的脊椎部肌肉，能治脓症、肾腰部寒湿、黄水症等。家鸡肉和雀肉，能益精髓、暖腰膝、起阳道、缩小便，对治疗疮伤也有疗效。孔雀肉能治眼疾、喑哑等疾病。野牛肉能除肝、胃寒病。旱獭肉性温味腻，能滋补祛风，可治疗风湿痹痛、腰膝肿痛等病。水獭肉能祛风通络、强筋壮骨，治疗腰、肾等处的寒性病。鱼肉可补肾益精、开胃明目、养筋止血、散瘀消肿，能治疗外伤出血、痔疮等病。

根据藏医学理论，各类动物肉食，因其动物种类不同、解剖部位不同、质地轻重不同而营养和保健作用也不一样。质重者补益阴血的作用偏强，质轻者补益阳气的作用较强。如雄性动物上面的肉质重，雌性动物下面的肉质重；怀孕动物的肉质较轻，四条腿的雌性动物肉质轻，禽类的肌肉凡是雄性肉性轻，也就是说，上述部位与头、上体、胸、背、髓、腰七个部分的肌肉越靠后其质越重。

藏医学还认为动物肉食的新鲜程度和保存时间也会影响到其营养和保健作用。新鲜肉性凉；稍陈旧一点的肉性热而有营养，更有滋补作用；经年的陈肉性更热，特别是经年的陈年肉能祛风生热，增强消化之火。生肉、冻肉、烤肉性重，不易消化；干肉、煮熟的肉性轻易消化。

3. 油脂类食物

提到藏区的油脂类食物，我们通常会想到风味独特的酥油茶。藏族生活在高寒地区，所以对油脂非常重视，其常用的油类有奶油、植物油（菜籽油、芝麻油）、骨髓油和脂肪固体油。

（1）油脂类食物的一般功效

《四部医典》认为"油类酥油芝麻髓和脂，味甘后者重凉腹谷油。其性纯细软和又湿润，老幼力小干瘦耗精血，泻后劳神风害可裨益。"说明了油脂的本性是味甘、重而性凉的，对儿童、老年人及体弱者、极度消瘦者、营养不良者都有益，若妇女月经失血过多也需服食油脂。

（2）油脂类食物的分类及其主要功效

油类食物，如酥油、芝麻油、骨髓油、脂肪等，其性甘微寒，质味香甜纯厚、细软、滋润。可以补五脏、益气血、泽肌肤，对老人、小孩、体弱者、气血两亏者、泻后劳神者、隆病体虚者等都大有裨益。

1）酥油是藏族人经常食用的食物，因此对于酥油的保健功效也认识深刻。

新酥油　藏医认为新酥油性凉，能强筋、润肌肤、增体力、除赤巴病。服食新鲜酥油可滋补气血、焕发容颜、消除赤巴热，"能生泽力又除赤巴热"；

陈酥油　藏医认为久置的陈酥油能治癫狂、健忘、癫痫症、眩晕、神志不清及昏迷等，还能愈疮疡；

熔炼的酥油　藏医认为熔炼的酥油能"益智增热力"，具有益智健脑、暖中补虚、开胃健力等功效，有"千般效用延年称上品"的美誉，可提神醒脑、保持体温、延年益寿。

此外，牦牛、绵羊奶做的酥油也能祛风寒。藏医认为牦牛奶做的酥油性温；黄牛和山羊奶做的酥油性凉，能熄风清热，治疗隆病所产生的热。乳酪、胶乳

（母畜产仔后前几天的乳汁）、酪素等能增进食欲、祛风，治疗便秘。

2）芝麻油　芝麻油味甘性凉，具有润肠通便、解毒生肌、养血祛风的功效，对于饮食物的消化吸收具有调节作用，能使瘦者增胖、胖者减瘦。

3）芥子油　芥子油能调气镇风，产生培根和赤巴。

4）骨骼油　骨骼油能熄风生精、滋长培根。

5）脂油　藏医通常会用脂油来治疗关节病、烧伤、风疾、耳病、子宫病等。

藏族人们认为日常饮食油类，可以暖内脏、增强体质，补益气力、润肤美颜，延年益寿。

4. 绿叶蔬菜　由于自热环境等因素，在历史上，藏区种植的蔬菜不是很多，但也有一些天然生长的野菜、野果。

（1）绿叶蔬菜的一般功效

在《四部医典》中论述为："蔬菜葱蒜等等辛味解，蒲公英与巨菜皆苦味。""葱蒜多睡进食息风痰，百蒜重凉虫病风热清，鲜嫩萝卜轻温增体温，冬苋菜能生热又止泻，进食天南星菜可祛风，西红柿可治除三病失。生姜之热赤热头疾解。"

（2）西藏常见绿叶蔬菜的主要功效

蔬菜中大蒜、葱等味辛辣，蒲公英、苣菜等味苦，分别产自干旱地带和潮湿地带，它们的产地不同，保健效果也不一样，或晒干或鲜用，食用时或生食或炒用。各种蔬菜或性温质轻，或性凉质重，能治疗寒热疾病。

1）大蒜与葱　藏医学认为，大蒜与葱能增加睡眠、增进食欲、熄风祛痰。而大蒜性凉质重，还能辟秽解毒、消痞杀虫、除风湿等。野蒜能帮助消化、健脾开胃、解油腻、促进食欲。

2）嫩萝卜性质温热，能生火热；萝卜长成性凉味辛、甘，能滋生培根，能止腹泻。蔓菁具有萝卜一样的特点，但能治疗毒症。

3）大黄与亚大黄的叶子能开胃祛痰。

4）冬苋菜能生热，止腹泻。

5）天南星菜能祛风止痉、燥湿化痰、散结消肿、收敛疮伤，又能引发体内培根和赤巴。

6）灰条菜能治便秘。

7）白花地丁、蒲公英性凉，有清热的效能，能解生姜热、赤巴热。

8）豌豆菜能健脾和胃、益中气、排体油，能消解对菜籽油的吸收。

9）白芥菜叶能引起体内培根与赤巴的紊乱与失衡。

10）玉竹叶与黄精叶可祛风化痰。

所有蔬菜都能闭阴脉门，药力缓。

5. 调和品

藏医通常会用米粥、米饭、米醋、荨麻嫩菜等做调和品。

（1）调和品的一般功效

藏医通常会用调和品来进行日常养生或食疗以及做疾病治疗后的调养。

（2）调和品的分类及其主要功效

1）米粥可分为稀粥、稠粥、浓稠粥三种。稀粥用来解口渴、补中益气、健脾和胃、软化脉管。稠粥用来暖中、消除饥渴困倦、消食通便。浓稠粥用来止腹泻、健胃进食、消除口渴。因此米粥是体弱和泻后滋补身体的佳品。

2）麦粥可以帮助消化，能治疗许多疾病，但会损气力。嫩麦粥与青稞稀粥能消热滞、通大便。

3）米饭与热性药物混合蒸煮后其性轻，容易消化，与肉汤同煮后其性重。炒米偏温能止腹泻、愈骨折。炒青稞米质轻、性热，有补益作用。米饭蒸食菜团对治疗隆病有很好的作用。

4）冷糌粑团性重，食后能增长气力，汤煮以后则性轻、质软，容易消化，能去胃火，治胀满。

5）米醋能散瘀止血、解毒杀虫。

6）肉汤能补虚益气，对治疗隆病大有益处。

（3）野菜类的主要功效 藏医认为一些野菜也可以起到食疗作用。

1）荨麻嫩菜蒸食能祛风湿，亦能生热，引发体内培根和赤巴。

2）白蒜和青蒜性温、味辛，可清风热、散寒补气。

3）干姜可温中散寒、回阳通脉。

4）阿魏能消积散痞。

此外，盐能使菜肴产生鲜味，使体内产生热量，吃进去的食物容易消化，有润肠通便的作用。各种调料能改善食物味道，也能开胃。

6. 液态食物

青藏高原上常见的液态食物，有奶类、水和酒三种。

（1）液态食物的一般功效

藏医认为各种奶有助于治"隆"病；各种水有助于治"赤巴"病；各种酒有助于治"培根"病（寒病）。反之，各种奶可引起"培根"病，各种水可引起"隆"病，各种酒可引起"赤巴"病。故藏医指出，在生活中，若合理服食奶、水、酒，有利于人体健康，可治疗有关疾病；若过量，则会导致各种疾病。

（2）液态食物的主要功效

1）奶 藏医学认为奶类特别是黄牛奶味甘，含油脂，它使人活力增加，面色红润，皮肤有光泽，增加精液，治疗胆汁及气类疾病。而山羊奶性凉轻，可治哮喘、呼吸困难。藏医经典著作《四部医典》论述为："乳类普遍其味前后甜，腻沉增体生泽隆赤解，强筋生津其性为凉沾。"

2）酒　藏医认为适量饮酒可治疗失眠，对治疗"隆病"、"培根病"是有利的，但藏医又指出酗酒对养生不利，故提倡适量饮酒。在《四部医典》中对酒有这样的论述："酒味甜酸苦而消后酸，锐热糙细饮之微泻下。热烧壮胆贪睡息风痰，过饮心变放肆失体统"。即说酒是助消化的，它点燃消化之火，可致轻泄，它味甘、酸、苦、辛，适量饮酒不但可以舒筋活络，促进血液循环，而且对失眠症也有益；若过量饮用则对人体有害，还会出现酒后胡言乱语，情绪不能控制，有失体统。

3）水　藏医学认为凉开水不诱发培根病，对赤巴患者有益。

了解了上述知识，我们可以更好地品味藏区美食，领略藏区特有的饮食文化，并帮助我们更好地适应藏区生活，保持身心健康。

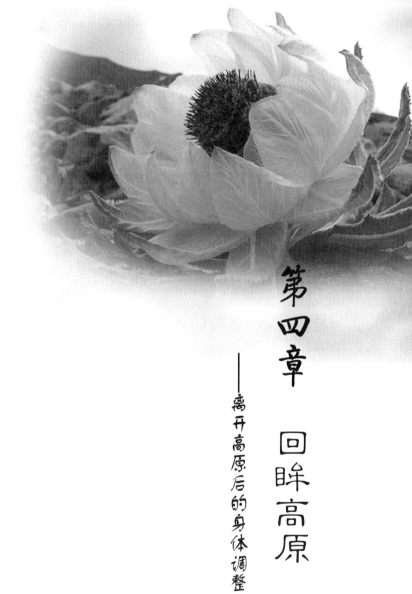

第四章　回眸高原

——离开高原后的身体调整

导　言

　　很多人在离开高原之后出现身体不适，如憋闷、嗜睡、血压波动等，这是人体在平原与高原环境之间转化时身体不能自我调适所产生的现象，而这些症状也会长期困扰大家的工作与生活。所以本章节将介绍一些从高原返回平原地区之后自我身心的调整方法，让大家"回眸高原，健康生活"。

当我们结束高原的旅行或工作，重新回到平原的时候，我们的身体会面临着一个新的调整和适应。一般来说，对于从小生长在平原的人来说，这个适应会容易得多，但是，毕竟也需要一个调整过程。对于在高原生活工作了较长时间的人，这个适应过程会更长一些。这一段时间对于健康的维持和保障来说也是非常重要的。一般来说，身体在调整过程中抵抗力容易比平时低，脏腑功能在调整过程中也容易受到外界的干扰。因此，有一些事项我们要予以注意。

第一节　适当的休息和调整

有人认为，从高原回到平原本身就是最好的调理了，氧气多了，身体所承受的压力也一下子减轻了，但是，我们要知道，从一个环境变化到另一个环境，身体要有一个适应过程，机体的方方面面都要进行精密的调整，以重新适应变化了的环境。因此，我们一定要给机体准备这样一个时间段，休息、调整。有些人一回来就投入到紧张的工作中，或与朋友娱乐活动过多，忽略了身体自身的调整和休息，这就容易导致机体出现问题，或者给健康留下隐患。

从高原回来后的休息调整时间因人而异，一般来说，短期上高原回来适应得会快一些，因此休息调整可以短一些，3 天到 1 周即可。如果已经在高原工作生活了较长一段时间，甚至有若干年了，这时需要的休息调整时间会长一些，如果机体没有出现明显的高原损伤，可以用 1 ~ 2 周来休息调整，如果机体出现了一些不适或健康问题，例如红细胞增多症、心肌肥大等问题，就需要更长的时间调理，甚至需要疗养或治疗。因为海平面高度变化的缘故，长期在高原生活的人回到平原地区会出现醉氧等不适感觉。建议多饮水稀释血液红细胞浓度，生活作息有规律，不开夜车，饮食勿过于油腻。经过半年的适应期，人的机体自然会调整过来。

第二节　必要时可以做个体检

一般来说，我们上高原的时候会注意做个体检，如果血压、心脏等有一些健康问题，或有感冒，不适于上高原时，会调整行程和计划。其实，从高原回到平原，有些人也应该做一个体检。如果我们在高原只待了一两周，很快回到了平原，机体也没用明显的不适，可以经过短暂的休息、观察和调整，重新投入正常的工作和生活，也可以不用马上做体检。但是，如果我们已经在高原工作生活了较长一段时间，超过了两三个月，那就建议回到平原后做一个体检，如果有健康问题以便及时发现，及时进行调整和治疗。在体检中，我们要通过血常规、尿常规、便常规、血液生化检查、心电图、胸透、B超以及其他一些检查，去了解机体是否有红细胞增多症、心肌损伤、寄生虫等一些在高原易患的疾病。

第三节　醉氧的调整

当我们结束高原旅程或在高原的工作，从高海拔回到平原后，可能会出现疲倦、乏力、嗜睡、胸闷、头昏、易饿、腹泻等症状。这些状况会因我们在高原活动的时间和到达高度的不同而不同，其程度和持续时间也不一样，一般1~2周可自行消失。这就是所谓的"低原反应"或"平原反应"，俗称"醉氧"。

初上高原的人都会有一种代偿反应，会出现血红蛋白增高、呼吸急促、心率加快。久而久之，人体对高原缺氧环境会产生一定的适应性。当我们从高原来到平原地带，又产生了一个从低氧环境到常氧环境的变化，机体原来已经对高原的环境产生生理适应，相反对于高氧浓度环境产生了不适应，这就需要重新调整适应。这时，机体会出现一些反应，神经系统因高氧浓度产生不适，因此感到疲倦、嗜睡、头痛或昏沉，运动系统因不适会感到无力，心肺功能因不适会使人感到胸闷、心悸，消化系统因不适会使人出现腹胀、腹泻等症状，这时人体就像喝醉了酒一样，因此有人称之为醉氧。也就是说，醉氧反应就是从高海拔地区快速下到低海拔地区时，机体从缺氧状态进入氧饱和状态，由于机体不能适应较高的氧浓度，产生的眩晕或昏昏沉沉的感觉。

个别人因体质原因，血液、心、肺等生理参数异常，恢复到平原值后还会继续下降，甚至低于平原值。有些人在平原连续居住两年后，还会出现血红蛋白含量降低、心率缓慢、心排血量和血容量增加、肺动脉高压逆转等症状，对身体造成不良影响。

预防醉氧最有效的办法是延长机体的代偿时间。如果我们在高原工作生活了较长的时间，建议从高原下到平原，应当采取"循序渐下"的预防措施。比如，先从5000米下到3000米，休整一段时间再往低处走，必要时用高压氧舱进行1~2次治疗，醉氧的症状就可以缓解。

如果我们只是在高原短期旅游或工作，很快回到了平原，为了应对醉氧，在休息调整的时候也需注意以下几个方面。

（一）注意休息

在高原的旅游或工作本来就很辛苦，当我们拖着疲惫的身躯回到平原时，机体会处于很疲惫的状态，加上醉氧，回来后更需要好好休息，恢复状态和体能。

（二）注意饮食

醉氧阶段，也是我们机体回到平原的调整阶段，消化系统比较弱，应多使用一些易消化的食物，多吃抗氧化食物，多食用蔬菜和维生素，少饮酒。番茄、橘子、草莓、豆制品、茶叶等富含维生素 E、维生素 C、茶多酚、大豆异黄酮等成分，抗氧化作用强，有益于防治醉氧。

（三）科学饮水

回到平原，机体处于各种不适应的状态，加之醉氧，适应力和耐受力会较差。因此，一方面要保证充足饮水，每日饮水 2 ~3 升；另一方面要注意科学饮水，每次饮水不要太多，以免造成机体不适。

（四）适当调理

如果症状较重者还可服用维生素 E。也可以通过针灸、耳针或放血治疗，以缓解症状，快速适应平原。

此外，由于在醉氧阶段大脑反应迟钝，体力也较差，因此，不要从事重体力活和重要的脑力工作，不要从事长途驾驶、高空作业等特殊工作，以确保安全。